现代临床心电图诊断与鉴别诊断

王晓丽 主编

山东大学出版社
SHANDONG UNIVERSITY PRESS
·济南·

图书在版编目（CIP）数据
现代临床心电图诊断与鉴别诊断 / 王晓丽主编 .
济南：山东大学出版社，2025. 3. -- ISBN 978-7-5607-8633-9
Ⅰ. R540.4
中国国家版本馆 CIP 数据核字第 20255FR489 号

策划编辑　唐　棣
责任编辑　唐　棣
封面设计　天旺图书

现代临床心电图诊断与鉴别诊断
XIANDAI LINCHUANG XINDIANTU ZHENDUAN YU JIANBIE ZHENDUAN

出版发行　山东大学出版社
社　　址　山东省济南市山大南路 20 号
邮政编码　250100
发行热线　（0531）88363008
经　　销　新华书店
印　　刷　济南乾丰云印刷科技有限公司
规　　格　787 毫米 ×1092 毫米　1/16
　　　　　11 印张　300 千字
版　　次　2025 年 3 月第 1 版
印　　次　2025 年 3 月第 1 次印刷
定　　价　128.00 元

《现代临床心电图诊断与鉴别诊断》

编　委　会

主　编：

王晓丽　　山东大学附属儿童医院（济南市儿童医院）

副主编：

路　凌　　济南市槐荫人民医院

王晓丽

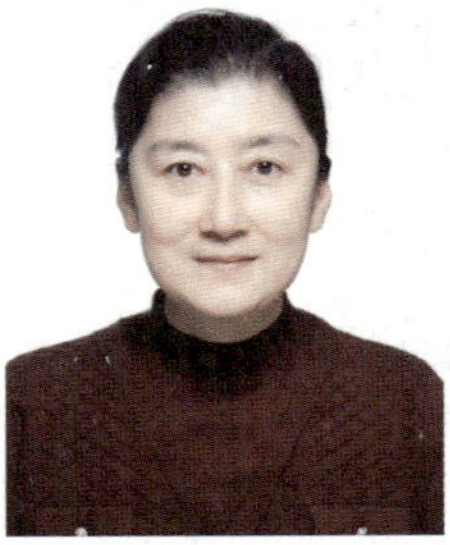

女，汉族，副主任技师，山东济南人，毕业于山东大学，本科学历。现任山东大学附属儿童医院心电图室主任，济南市医学会第一届心电学委员会副主任委员，济南市心电质控专家委员会副主委，山东省老年学与老年医学学会临床心电学委员会第一届副主任委员，山东省医学会心电学分会第一届委员会质量控制学组委员，山东中医药学会第一届心电学委员会常务委员，山东医师协会远程心电医学委员会第一届委员会常务委员，山东省心功能研究会临床心电学专业委员会委员，中国心电心律失常专业委员会全国委员。参加工作近 30 年，主要从事小儿普通心电图、24 小时动态心电图、平板运动试验、24 小时动态血压的检查和诊断工作；对于小儿复杂、疑难心律失常的分析与诊断具有较高的造诣和独到的见解。撰写论文十余篇。

路　凌

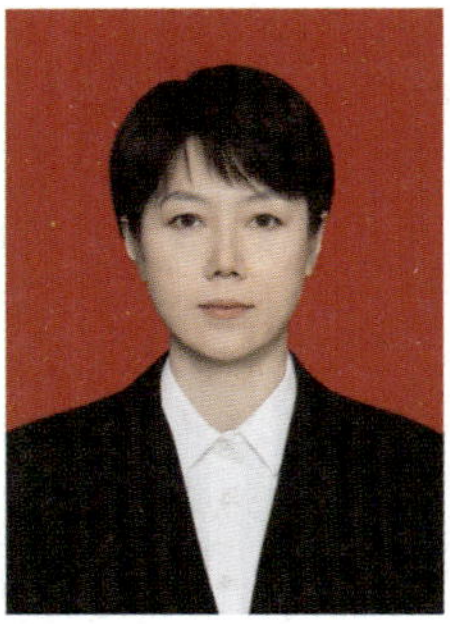

女，汉族，主治医师，山东济南人，毕业于山东大学医学院临床专业，大学本科。现任济南市槐荫人民医院心电图室副主任，擅长普通心电图、24 小时动态心电图的检查和诊断工作。社会兼职：济南市医学会心电学委员会委员，山东省老年学与老年医学学会临床心电学委员会委员，山东生物医学工程学会心电学工程专业委员，山东省医学会心电学分会无创电生理学组委员。

前　言

在人类医学的浩瀚星空中，儿科医学无疑是最为璀璨夺目的星辰之一。它不仅在无数幼小的心灵上播种着健康的种子，更承载着生命的希望与未来。心电图学，作为现代医学诊断技术的重要组成部分，更是儿科医学中不可或缺的一环。小儿心电图，以其独特的生理特性和病理变化，为儿科医生提供了宝贵的诊断依据，也为孩子们的健康护航。

撰写这本《现代临床心电图诊断与鉴别诊断》的初衷，源于我们对临床医学的热爱与执着，以及对心电图技术在医学领域应用的深刻认识。我们深知，心电图在临床工作中的重要性，它不仅能够揭示心脏的电生理活动，还能在心脏疾病早期提供预警，为及时有效的治疗赢得宝贵时间。然而，小儿心电图的解读并非易事，它要求医生不仅要具备扎实的医学基础知识，还要熟悉小儿心脏生理和病理的特殊性，以及心电图技术的操作要点和注意事项。

在儿科临床工作中，我们常常遇到这样的情况：一些患儿因心脏不适而就诊，但心电图检查结果却令人困惑。这些心电图波形或异常或复杂，让不少医生感到无从下手。我们深知，这种困惑不仅源于小儿心脏生理的特殊性，更在于心电图技术的复杂性和多样性。因此，我们决定撰写一本专门针对小儿心电图的书籍，旨在帮助儿科医生更好地掌握心电图技术，提高心电图解读的准确性，从而为患儿提供更加精准的诊断和治疗。本书主要包括以下内容：临床心电图的基本概念，正常小儿心电图，心功能室检查的临床应用，常见先天性心脏病的心电图，心房肥大及心室肥厚，正常窦性心律与窦性心律失常，期前收缩，室上性心动过速、房扑、房颤及预激综合征，室性心动过速、室扑、室颤，房室传导阻滞，川崎病与冠脉病变心电图，心包炎及心肌炎心肌病的心电图，离子通道病心电图，电解质失衡及药物作用对心电图的影响。

我们希望这本《现代临床心电图诊断与鉴别诊断》能够成为儿科医生和心电图技术人员手中的一把利器，帮助他们更好地掌握心电图技术、提高心电图解读的准确性，为患者提供更加精准的诊断和治疗。同时，我们也希望这本书能够激发更多人对儿科医学和心电图技术的兴趣和热爱，共同为孩子们的健康事业贡献自己的力量。

编　者
2025 年 1 月

目　录

第一章　临床心电图的基本概念

心脏发生机械性收缩之前，先产生电激动，这种电激动可传导到人体的表面，使体表各部位产生电位改变。通过心电图机，把每次心动周期中体表一定部位的电位变化描记成连续的波形，即为心电图，它代表心脏电激动的综合过程。

第一节　典型心电图及心电图坐标

典型心电图是由一组波形组成的。每一心动周期包括以下各波形。

P波：代表左、右心房去极化的电位变化。心脏的激动起源于窦房结，最先传导至心房，产生激动，故P波首先出现。

PR间期：自P波起点至QRS波起点的间隔时间，代表激动自窦房结经心房、房室交接区，房室束、左右束支、浦肯野（Purkinje）纤维至心室肌的传导时间。

PR段：P波后的一段等电位线称为PR段。自P波终点至QRS波起点的间隔时间，代表激动在房室交接区、房室束、束支、浦肯野纤维至心室肌的传导过程。

QRS波：代表左、右心室去极化过程的电位变化。第一个向下的波称Q波，第一个向上的波称R波，继R波之后再出现向下的波称S波。

ST段：自QRS波终点至T波起点相连的一段。

T波：代表心室复极化过程的电位变化。

QT间期：自QRS波起点至T波终点的间隔时间，代表心室去极化和复极化的全过程。

U波：代表心肌激动的激后电位。

TP段：从T波结束到下一个心动周期P波开始的一段，代表心室完全复极化完毕。此段处于等电位线上。

心电图纸印有纵、横直线的坐标，横坐标为时间坐标，常规记录心电图时，纸速为每秒25 mm，每一小格代表0.04 s。纵坐标为电压坐标，一般10 mm代表1 mV电压，每一小格代表0.1 mV，每两大格代表1.0 mV。根据心电图的坐标，即可测出各波形的时间及电压。

（王晓丽）

第二节　心肌的去极化和复极化过程

单个心肌细胞的电激动是心脏电激动的基础。应用微电极插入心肌细胞内，借助敏感的电位计记录，可观察到单个心肌细胞的电激动现象，测得心肌细胞膜内外的电位差及变化情况。当心肌细胞处于静息状态时，细胞内的电位低于细胞外。如以细胞外的电位为零，细胞内低于此，为负电位。这种心肌细胞未受刺激静息状态的细胞膜内外的电位差称为静息跨膜电位，简称静息电位。心室肌的静息电位为 −90～−80 mV。当心肌接受适当的刺激后，细胞内的负电位消失，短时间内转为 +20～+30 mV，再经过几个时相又恢复到原有的负电位。这一静息电位消失与恢复过程称为动作电位，即心肌细胞的去极化和复极化过程。体表心电图与心肌细胞的动作电位是密切相关的。

一、静息电位及动作电位产生的机制

心肌膜电位的变化与下列因素有关。

（一）心肌细胞膜内外离子浓度

心肌细胞内液和细胞外液中各种离子浓度不同，形成化学梯度，离子从高浓度处向低浓度处转移。细胞内液中钾离子（K^+）浓度为细胞外液的 30～40 倍，而细胞外液中的钠离子（Na^+）、钙离子（Ca^{2+}）、氯离子（Cl^-）浓度高于细胞内液（表 1–1）。由于化学梯度促使细胞内 K^+ 向细胞外转移，细胞外 Na^+、Ca^{2+} 向细胞内转移，发生离子流。离子流方向以正离子在细胞两侧流动的方向来命名。正离子外流称为外向离子流，正离子内流称为内向离子流。外向离子流出现正电荷向膜外运转，形成跨膜电流称外向电流，内向离子流形成内向电流。内向电流导致膜电位向正电位转化，促进去极化过程；外向电流导致膜内电位向负电位转化，促使膜复极化。

表 1–1　心肌细胞内外主要离子浓度及平衡电位值（能斯特公式）

离子	细胞内液浓度 /（mmol/L）	细胞外液浓度 /（mmol/L）	内 / 外比值	平衡电位值 /mV
钾离子	140	4	35 ∶ 1	−94
钠离子	30	140	1 ∶ 4.6	+40
钙离子	10^{-4}	2	1 ∶ 20000	+132
氯离子	30	103	1 ∶ 3.5	−33

（二）心肌细胞膜上的离子通道

心肌细胞膜由两层脂质分子组成，膜上镶嵌有不同蛋白质分子，形成供离子通过的孔道，称离子通道。各种离子向细胞内外移动，都需经过各自的特异离子通道的激活和失活，这依赖于膜电位。适当的膜电位在一定条件下，离子通道激活，闸门开放，离子自由通过；随后通道失活，闸门关闭，阻止离子通过。Na^+ 通道的多肽结构中 S_4 段为激活闸门，单位 4 及单位 4 间的连接点为失活闸门。Na^+ 通道在膜电位约 −85 mV 时激活，闸门开放，细胞膜对 Na^+ 通透性增大；直至膜电位上升至 0 mV 附近，通道失活，闸门关闭，阻止 Na^+ 移至细胞内。

（三）钠泵及 Ca^{2+}、Na^+ 交换

心肌细胞膜内钠泵通过消耗能量——三磷酸腺苷（adenosine triphosphate，ATP），主动将细胞内多余的 Na^+ 排出细胞外，以及细胞外的 K^+ 进入细胞内。K^+ 是从浓度低处向浓度高处逆向运转的，排出的 Na^+ 要比细胞外运转入细胞内的 K^+ 多，比例为 3 ∶ 2。Ca^{2+}、Na^+ 交换受膜电位及膜内外 Ca^{2+}、Na^+ 的浓度阶差的影响，3 个 Na^+ 交换 1 个 Ca^{2+}。静息状态时，3 个 Na^+ 进入细胞内，1 个 Ca^{2+} 移出细胞外。

二、静息电位

静息电位的形成主要由心肌细胞内外 K^+ 浓度阶差很大引起。随着化学梯度，细胞内 K^+ 向细胞外移出。静息状态时，细胞膜 K^+ 通道激活，闸门开放，进而促进大量 K^+ 外移。

细胞内带正电荷的 K^+ 移到细胞外，使细胞外电位高于细胞内。细胞内带负电荷的主要是蛋白质，它不能透出细胞外，因而细胞内电位低于细胞外。但 K^+ 的外移，又受到电学的引拒，即细胞外的正电位拒斥 K^+ 继续外移，而细胞内负电位又吸引 K^+ 存留。这两种相反的作用力（化学梯度及电学引拒）作用迅速达到平衡，使细胞膜内外电位差稳定在某一水平，即为静息电位。静息状态时，细胞膜外为正电位，膜内为负电位。心肌细胞处于极化状态时，应用能斯特（Nernst）公式计算 K^+ 的平衡电位值为 –94 mV（表 1–1），与微电极测得值 –95～–80 mV 相近，因静息电位并不完全由 K^+ 决定，Cl^- 及 Na^+ 虽通透性极小，但也起到微弱的作用。

三、动作电位

心肌动作电位的基础是静息电位，当心肌细胞受到外来刺激而兴奋时，静息电位迅速消失，占 1～3 ms，以后又逐渐缓慢恢复，约占 300 ms。静息电位时，心肌细胞为极化状态；当静息电位消失，细胞内为正电位，细胞外为负电位，称为去极化；继而又恢复极化状态称为复极化。静息电位消失与恢复过程的膜电位变化即动作电位。动作电位分为 0、1、2、3 四个时相。0 相为去极化阶段，1、2、3 相为复极化阶段，4 相为静息期或舒张期。一般心房肌和心室肌细胞 4 相电位保持稳定水平，即静息电位。

（一）0 相

0 相是心肌细胞静息电位迅速消失的时相，膜电位从 –90 mV 迅速上升为正电位，极化逆转，为心肌细胞去极化过程。去极化速度因离子通透性而异，浦肯野纤维为 800 V/s；心房、心室肌为 200～500 V/s；而窦房位保持在零电位水平，时间长达 100 ms，心结及房室结较慢，仅 20～50 V/s。去极化过程中，细胞膜上 Na^+ 通道激活，闸门开放，细胞膜对 Na^+ 通透性骤然增加，Na^+ 内流促使膜电位的上升，更多的钠通道开放，使 Na^+ 通过更为通畅。此外，细胞外液 Na^+ 浓度为 140 mmol/L，明显高于细胞内液的 30 mmol/L。大量 Na^+ 流急剧进入细胞内，形成快 Na^+ 内向电流，使细胞内电位迅速上升，在 1～3 ms 内由负值达到 +30 mV，一瞬间由负电位转为正电位，称为极化逆转，在 0 mV 以上水平称超射。虽然 Na^+ 内流与 0 相上升相互促进，但膜电位上升到 0 mV 附近时，Na^+ 通道失活，限制 Na^+ 内流。另外。在膜电位上升到 –55 mV 时，细胞膜上的 Ca^{2+} 通道亦被激活，去极化过程中也激活了其他复极化电流，因而去极化 0 相上升的幅度受限，并连接复极化过程。

（二）1 相

1 相为初始复极化相。整个复极化过程较缓慢，离子流不同。1 相约占 10 ms，形成 1 相的主要离子流是短暂的 K^+ 外流，Cl^- 内流和快 Na^+ 内流的失活，使膜电位降低，此后即进入平台期。

（三）2 相

2 相又称平台期，此期净电流较小。在膜电位 –55 mV 时，慢 Ca^{2+} 通道已开始激活，平台期 Ca^{2+} 通过 L 型 Ca^{2+} 通道进入细胞内，加以细胞外 Ca^{2+} 浓度高于细胞内 2 万倍，形成了 Ca^{2+} 内流。L 型 Ca^{2+} 通道失活缓慢，因而 2 相复极化速度慢，平台期持续较长。另一主要离子流为 K^+ 外流。与静息期比较，2 相 K^+ 外流较少，其原因是通过 K^+ 通道（I_{k1}）内向整流，使 K^+ 保留在细胞内，外流较少，也是保持平台期电位能长达 100 ms 以上的一个因素。

（四）3 相

3 相是继平台期之后的终末快速复极化相。复极化速度较 2 相快，但仍占 150 ms，慢 Ca^{2+} 通道失活关闭，Ca^{2+} 内流停止，膜电位下降，外向 K^+ 流增多，当膜电位愈接近负值时，就愈促进 K^+ 外流，直到 K^+ 平衡电位，即静息电位（–90 mV）。

以上四个时相组成了心肌细胞动作电位，持续时间称动作电位时程，一般为 300 ms。

（五）4 相

4 相在 3 相复极化完成之后，即为静息期或舒张期。心肌细胞在去极化及复极化过程中，细胞内离子改变，在 4 相中恢复，通过细胞膜上的钠泵将多余的 Na^+ 排出，并摄取细胞外 K^+ 进入细胞内。2 相进入的 Ca^{2+}，经过 Ca^{2+}、Na^+ 交换，Na^+ 进入细胞内，Ca^{2+} 移出，从而使 4 相维持在静息电位水平。无自律性的心肌细胞，4 相保持在稳定水平，为一水平线。具有自律性的特殊细胞，如窦房结及房室交接区，4 相并不保持在稳定水平，达到最大的负电位（即最大舒张期电位）后，便缓慢地以一定斜度上升，至阈电位时便开始 0 相去极化，称为自发性舒张期去极化，可能由 Ca^{2+} 缓慢内流引起。

四、心肌细胞的动作电位类型

不同的心肌细胞膜电位可分为两个类型：快反应电位和慢反应电位。正常情况下，心房肌、心室肌、房间束、结间束、房室束、束支及浦肯野纤维的反应电位，属于快反应纤维。其膜电位特点如下。

（1）静息电位大，–90～–80 mV，并保持稳定水平。

（2）0 相上升幅度大，速度快，即去极化速度快，主要由 Na^+ 通道激活引起。

（3）激动传导速度快。

窦房结和房室交接区的膜电位是慢反应电位，属慢反应纤维。其膜电位特点如下。

（1）静息电位较小，–70～–50 mV，而且不稳定，出现自发性舒张期去极化。

（2）去极化速度慢，上升幅度小。

（3）激动传导速度慢。

图 1–1 示窦房结膜电位，0 相上升速度慢，幅度小，1、2、3 相界限不分明，4 相不在一水平线。快、慢反应纤维的电位差别见表 1–2。

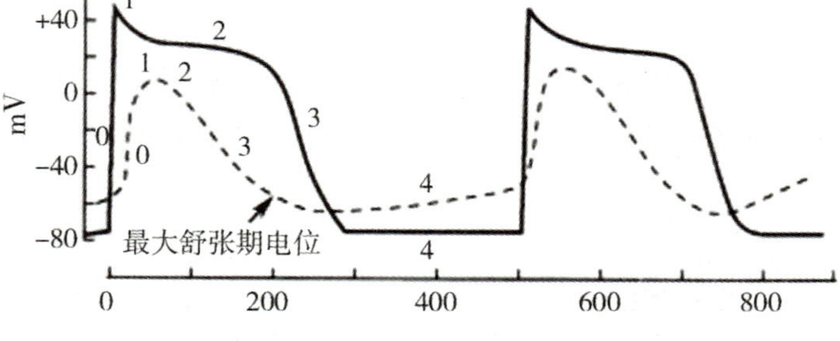

图 1–1　浦肯野纤维和窦房结细胞的动作电位比较示意图

实线为浦肯野纤维，静息电位 –80 mV，4 相呈水平线应激后，0 相迅速上升。虚线为窦房结细胞，4 相最大舒张期电位 –60 mV，发生自发去极化，上升为 0 相

表 1-2　快、慢反应纤维膜电位差别

电生理特性	快反应纤维膜电位	慢反应纤维膜电位
通道激活及失活	快	慢
主要离子流	钠离子	钙离子
阻断剂	河鲀毒素	维拉帕米
静息电位	-90～-85 mV	-70～-50 mV
阈电位	-70～-60 mV	约 -40 mV
0 相超射	+15～+30 mV	0～+15 mV
0 相速度	100～1000 V/s	1～10 V/s
动作电位幅度	100～120 mV	40～55 mV
传导速度	0.5～3.0 m/s	0.01～0.1 m/s
心肌纤维类型	心房、心室肌及传导纤维	窦房结、房室结起搏细胞

五、动作电位与心电图的关系

心室肌细胞动作电位代表单个细胞去极化和复极化过程。0 相到 3 相结束时间为动作电时程。

0 相为去极化，1、2、3 相都是复极化过程。心电图 QRS-T 波为体表记录的左、右心室综合的去极化和复极化过程，两者是相关的。0 相相当于心电图中 QRS 波，1 相相当于心电图中的 J 点，2 相相当于 ST 段，3 相相当于 T 波，4 相相当于 T 波后的等电位线。动作电位时程相当于 QT 间期。

（王晓丽）

第三节　导联

每个心动周期的心脏电活动可传播到人体表面，将正负两个电极板放在人体表面的任何部位，再用导联线连接到心电图机，即可记录心电图。放置电极板的方法与心电图机的连接方式称为导联。心电图导联系统是国际通用的。

一、常用的心电图导联

（一）标准导联

标准导联包括Ⅰ、Ⅱ、Ⅲ导联，电极板与导联线连线方式见图 1-2。红色导联线接右臂，黄色接左臂，绿色接左下肢，黑色接右下肢为地线。Ⅰ导联：左上肢接连于心电图机的正极，右上肢接连于心电图机的负极。Ⅱ导联：左下肢接连于心电图机的正极，右上肢接连于心电图机的负极。Ⅲ导联：左下肢接连于心电图机的正极，左上肢接连于心电图机的负极。标准导联又称双极导联，于 20 世纪初由爱索芬（Einthoven）所创立。

（二）单极肢体导联

20 世纪 40 年代开始采用单极导联。将探查电极置于某一肢体，连接于心电图机的正极，另两个肢体的导线各通过 5000 Ω 的电阻后，互相连接到中心电站。其电位接近于零，即为无干电极，再连接于心电图机的负极。这种连线方式称单极肢体导联。右上肢单极肢体导联（用 aVR 代表）、左上肢单极肢体导联（用 aVL 代表）及左下肢单极肢体导联（用 aVF 代表）的连线方式见图 1–3。

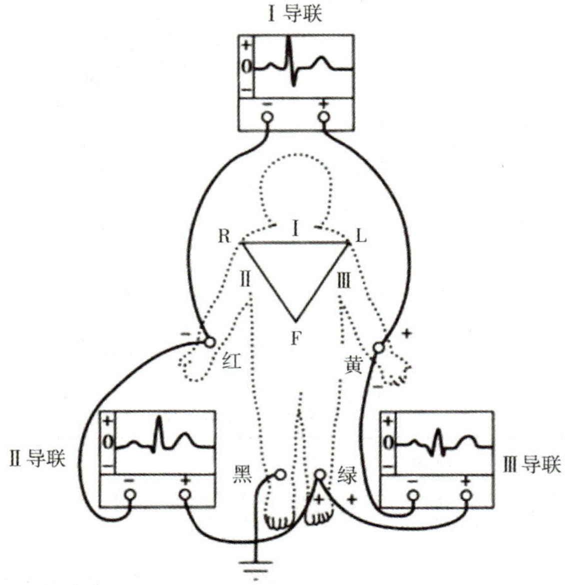

图 1–2　标准导联连线方式

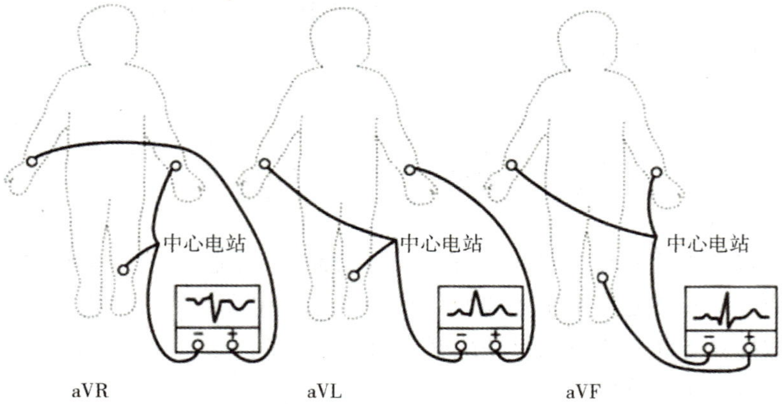

图 1–3　单极肢体导联连线方式

（三）心前区导联

探查电极置于胸前位置，连接于心电图机的正极，无干电极连于中心电站（三个肢体的导联线各加 5000 Ω 的电阻，连接在一起，其电位几乎等于零），再连于心电图机的负极。常用 V_1、V_2、V_3、V_4、V_5、V_6 导联。

V_1 导联探查电极位于胸骨右缘第 4 肋间，V_2 位于胸骨左缘第 4 肋间，V_3 位于 V_2 与 V_4 连线之中点，V_4 位于左缘第 5 肋间锁骨中线处，V_5 位于与 V_4 同一水平的腋前线处，V_6 位于 V_4 同一水平的腋中线处，V_3 R 位于右前胸壁，相当于 V_3 的位置。V_1、V_2、V_3 R 导联位于右室前面的胸壁上，为右心前区导联，V_5、V_6 导联位于左室前面的胸壁上，为左心前区导联，V_3、V_4 导联为中间心前区导联。

各导联描记的心电图都是反映综合心电向量，双极导联和单极导联没有本质上的差别，标准导联和单极肢体导联的心电图都是额面心电向量在不同导联轴上的投影，心前区导联心电图是横面心电向量环在心前区导联的投影（见本章“P、QRS、T波的形成机制”节）。

心电图机均有导联盒，各导联连线方式在操作上很简单，只需描记时按正确规程操作，准确描记各导联的心电图。

常规心电图描记采用Ⅰ、Ⅱ、Ⅲ、aVR、aVL、aVF、V_1、V_2、V_3、V_4、V_5、V_6，共十二个导联。小儿右室占优势，常加 V_3R 导联。

二、附加导联

除以上常用导联外，在特殊情况下，还需做附加导联，协助心电图诊断。随着心电学发展，附加导联罕见应用，绝大多数依赖心内电生理研究的日臻深入，来明确临床工作中所遇到的疑难心电图的诊断。

（一）食管导联

将食管电极导管放入食管下端靠近左房水平，可记录到明显的食管心电图的心房波（P_E）。其可用于鉴别宽QRS波的心动过速、心房扑动、心房颤动及室上性心动过速。

（二）肢体心前区导联

CR1导联：将正极（黄色导线）放于 V_1 位置，负极（红色导线）放于右上肢，导联选择钮置于Ⅰ导联描记。S_5 导联：将正极（黄色导线）放于胸骨右缘第五肋间，负极（红色导线）置于胸骨柄，导联选择钮置于Ⅰ导联描记。CR1及S1导联描记P波较明显，有助于心律失常的诊断。

（三）监测导联

MCL导联：负极置于左锁骨下锁骨中线处，正极置于心前区导联 V_1、V_2、V_3、V_4、V_5 及 V_6 处，即为 MCL_1、MCL_2、MCL_3、MCL_4、MCL_5、MCL_6 导联。MCL_2 及 MCL_6 用于监测心律失常，MCL_2 及 MCL_3 用于监测心肌缺血。

三、导联轴

某一导联正负极之间的假想连线，称为该导联的导联轴。导联轴的方向为负极指向正极，正极段为正电段，负极段为负电段。

（一）爱索芬三角学说

Einthoven于1913年提出三角学说以解释心电图的原理，有四点假设。

（1）人体为一均匀的容积导体。

（2）标准导联的三个连接点（左臂、右臂、左下肢）形成等边三角形，三角形的三边LR、FL、FR分别为Ⅰ、Ⅱ、Ⅲ导联正负两极连线。

（3）心脏的电激动过程，犹如在此三角中心点的一对电偶移动。

（4）肢体导联的电位改变代表额面心电变化。

此假设符合现今心电生理研究结果。

从三角形中心点分别画与三个导联轴的垂直线，将每一个导联轴分为两段，Ⅰ导联正极在左臂，负极在右臂，故Ⅰ导联轴之左段为正电段，右段为负电段。同理可知，Ⅱ、Ⅲ导联轴下段为正电段，上段为负电段。单极肢体导联的导联轴，即中心点与右臂、左臂及左下肢的连线，OR、OL、OF分别代表aVR、aVL，aVF导联轴。恰为三角形之三边的垂直线 RR'、LL'、FF'。同理，由中心点可将 aVR、aVL，aVF 导联轴分为正负两段，aVR 导联轴连正极段，OR 为正电段，OR' 为负电段；aVL 导联轴 OL 为正电段，OL' 为负电段；aVF 导联轴 OF 为正电段，OF' 为负电段。

（二）六轴系统

三个标准导联和三个单极肢体导联的连线方式，包括左右与上下的关系，与人体额面平行（额面由身体左右相平行的横轴和上下平行的垂直轴所组成），故六个肢体导联基本上在同一额面。将Ⅰ、Ⅱ、Ⅲ导联轴平行移到中心点上，即形成额面六轴系统。按心电图学上的惯例，导联轴与水平线上的夹角，顺时针为正，逆时针为负。因此，各导联轴的方向如下：Ⅰ导联轴正电段为 0°，负电段为 ±180°；aVR 负电段 +30°，正电段 −150°；Ⅱ正电段 +60°，负电段 −120°；aVF 正电段 +90°，负电段 −90°；Ⅲ正电段 +120°，负电段 −60°；aVL 负电段 +150°，正电段 −30°。每两个相邻的导联轴之间的夹角均为 30°。

各心前区导联的导联轴从中心点至各探查电极画一连线，形成心前区导联轴。心前区导联的连线方式是左右、前后的关系，靠近心脏的外壁，基本上在同一横面（横面由人体横轴和前后轴组成）。导联轴的正负电段划分同前。了解各导联轴的方向，对学习和分析心电图和心电向量的关系极为重要。

（王晓丽）

第四节　心脏的传导系统

心脏电激动的产生和保持正常心房、心室的去极化及复极化的顺序，是由心脏传导系统控制的，心脏传导系统由以下几部分组成。

一、窦房结

窦房结位于上腔静脉进入右房处的右房外膜下，呈卵圆形，约 15 mm × 5 mm × 1.5 mm 大小；自律性最高，为心脏第一级起搏点，控制整个心脏的活动。窦房结由 P 细胞和移形细胞组成。P 细胞具有自律性，是起搏细胞；移形细胞将窦性激动传入心房。窦房结中央有窦房结动脉，大约 65% 来自右冠状动脉，35% 来自左冠状动脉。交感及副交感神经调节窦房结功能。

二、结间束

结间束为心房的传导系统，连接窦房结和房室结，分前、中、后三支。窦房结激动经过结间束迅速传到心房，引起心房去极化。

（一）前结间束

前结间束自窦房结顶端向左走行，分为两支：一为房间束，又称巴赫曼（Bachmann）束，沿房间沟到左房；另一为降支，在房间隔内下行，进入房室结。

（二）中结间束

中结间束自窦房结后上缘，绕过上腔静脉右侧，在房间隔内下行。与前结间束联合，进入房室结顶端。

（三）后结间束

后结间束自窦房结尾端，沿右房终末嵴下行，绕过上腔静脉瓣进入房室结右上缘。

后结间束另有一纤维与房室结下端连接，或不经房室结直接与房室束连接，称为詹姆斯（James）束。

三、房室结

房室结是位于冠状窦及膜部室间隔之间、右房内膜下、三尖瓣上的结构，大小 1 mm × 3 mm × 6 mm。

组织学上房室结分为三层：外层为染色浅的细胞；中层是星状多形性、相互交织的纤维细胞；内层是顺房室结长轴排列的大细胞，并延续至房室束。房室结受交感及副交感神经支配，血液供应较充分，来自右冠状动脉分支组成的房室结动脉丛。按生理功能房室结可分为三部分：与心房交接的房结区、中段的结区和房室束交接的结束区。动作电位时程房结区最短，到结区及结束区则进行性延长。动作电位幅度结区最小；房结区和结束区有自律性，而结区无自律功能。因而房室结有以下生理功能。

（1）窦性激动在结内传导延缓，使心房血液有足够的时间排入心室，有助于提高心搏量。

（2）由于结内的传导减慢，使心房扑动、颤动不能过多地传入心室，避免了过多或杂乱无效的心室收缩。

（3）为心脏的第二级起搏点。

四、房室束及束支

房室束直接与房室结下端连接，穿过中心纤维体后，沿室间隔右缘下行，从膜部室间隔前端穿出后即分为左、右束支。房室束很短，心房与心室之间由结缔组织相隔，正常情况下，窦性激动只能通过房室束传到心室。房室束的血液供应来自房室结血管丛和左冠状动脉前降支的间隔分支。

（一）右束支

右束支沿室间隔右侧心内膜下向前下方走行，较为细长，至心尖与三尖瓣前乳头肌处才开始分支，分布在右室心内膜下。血液供应来自房室结血管丛和左冠状动脉前降支的间隔分支。因右束支较细长，易受损伤。

（二）左束支

左束支沿室间隔左侧内膜下走行，呈扇形，较宽而短，分为左前及左后分支。左前分支较细长，沿室间隔左侧壁及左室前侧壁的心内膜下走行，直至心尖部的乳头肌处，再分成许多细支，分布于大部分左室壁。左后分支可作为左束支的延伸支，较宽而短，向后下延伸，达左室后乳头肌，分布于左室后下壁。

左束支除左前及左后两大分支之外，尚有一间隔支，约见于 60% 的人群。间隔支向下走行至室间隔中部。左束支及其分支的血液供应来自房室结动脉丛、左冠状动脉前降支的间隔支。

五、浦肯野纤维

浦肯野纤维是左右束支及其分支在心内膜下再分布为细小的网状传导纤维，进入心室壁，直接与心室肌连接。由于左束支更早分支，其间隔支首先自室间隔左侧去极化并向右上方扩散，以后左束支及右束支的分支通过浦肯野纤维使两侧心室壁自内膜向外膜去极化。

综上所述，心脏激动的传播顺序及方向与传导系统有密切关系。正常心脏以窦房结为起搏点，窦房结激动经结间束引起心房去极化。激动由结间束到达房室交接区，在房室结区传导延缓，然后通过房室束、束支及其分支，在心室壁内膜下分成的细小浦肯野纤维。心室去极化自浦肯野纤维与心室肌连接处开始，从心内膜向心外膜进行。

（王晓丽）

第五节　P、QRS、T 波的形成机制

一、心电向量概念

心脏是立体的肌肉器官，似空心梨状脏器。心脏电活动过程即心肌的去极化和复极化过程。各心腔的厚薄不同，兼之有传导系统的存在，故心脏电活动中不同心肌细胞的去极化先后不同，去极化方向有时向前，有时向后，有时向上或向下，所产生的电流大小各异。心肌的去极化每一瞬间都在变动，不仅有方向改变，而且大小不同。因此，每一瞬间去极化产生的电流大小和方向可用向量来表示。通常用带箭头的直线表示向量，箭头表示方向，直线的长度表示大小。心壁去极化每一瞬间，许多大小、方向不同的电流可用一综合向量表示。

二、心电向量环

心脏激动的每一瞬间都发生许多向量，其综合向量称瞬间综合向量，每一瞬间综合向量的方向和大小均随心动周期而不断变化。如将各瞬间综合向量的末端按激动时间的顺序连成一曲线即构成心电向量环。心房去极化、心室去极化和心室复极化的过程中，分别形成 P、QRS 及 T 向量环。

（一）P 向量环（P 环）

右心房位于心脏右前方，左心房位于左后方，窦房结位于右心房后上部。窦性激动先传布到右心房，通过结间束由上向下扩散，通过前结间束分支房间束使左心房开始去极化。右心房去极化的综合向量向前下，稍向左。左心房去极化后，其综合向量转向左后，稍向上。连接上述心房瞬间综合向量的轨迹，即形成 P 向量环。P 向量环很小，呈椭圆形，心电图上表现为 P 波。

（二）QRS 向量环（QRS 环）

心室去极化过程中瞬间向量的轨迹形成较大的 QRS 向量环，在心电图上表现为 QRS 波。心室去极化从心内膜下浦肯野纤维与心室肌连接处开始，心室去极化的顺序及 QRS 向量环的形成如下。

1. 室间隔去极化向量

窦房结的激动自心房下传到房室交接区后略有延缓，随后迅速下传至房室束及其束支。由于左束支分支较早，心室去极化先由室间隔左上部开始，向右下方传布，去极化方向是从左朝向右前方。根据心脏位置不同，去极化向量可偏上或偏下。这一时间内心室激动瞬间向量称为心室去极化的初始向量，发生在去极化的开始到 0.01 s 左右，代表室间隔左侧的激动，又称为 Q 向量。心电图上表现为 V_1 导联 r 波的升支，V_1 导联的 q 波。

2. 前尖部去极化向量

激动在室间隔迅速扩散，右侧室间隔、右心室前壁和左心室的心尖部开始去极化，

激动由心内膜向心外膜扩散。由于左室去极化面大于右室去极化面，故产生较大的向左前下的综合向量，相当于 0.02 s 的瞬间向量。心电图上表现为 V_1 导联 r 波的降支，V_5 导联 R 波的升支。

3. 左室游离壁去极化

左右室游离壁同时从心内膜向心外膜去极化，但方向相反，相互抵消。由于右室壁较薄，右室去极化先结束，左室的去极化正在全面扩展，向量指向左后下方，形成 QRS 波的最大向量，又称 R 向量，相当于 0.04 s 的瞬间向量。心电图上表现为 V_1 导联的 S 波最低点，V_5 导联的 R 波峰图。

4. 基底部去极化向量

右室全部及左室大部分心肌已经去极化完毕，而左室后底部及右室肺动脉圆锥部是心室最后去极化的部分。右室去极化的电位很小，一般可以忽略不计。此时向量较小，指向左后方，形成 QRS 环的终末部分，又称为 S 向量，相当于 0.06 s 的瞬间向量。心电图上表现为 V_1 导联 S 波的终末部分，V_5 导联 R 波的终末部。

心室去极化过程中，心电向量由 Q 到 R 再到 S 是一个连续变化的过程，包括无数瞬间向量，将其末端连成环状曲线即为 QRS 环。QRS 环一般是闭合的，即 QRS 环的终点仍然回到环的开始点 0。如 QRS 环不闭合，从 0 点到 QRS 环之终点，画一连线，此连线代表 ST 段向量。

（三）T 向量环（T 环）

T 环代表心室复极化过程所产生的向量环。心室复极化过程较慢，时间长，相当动作电位 1、2、3 相。1 相短，膜内外电位变化小，2 相平台期较长，处于零电位水平，膜内外电位变化极小，在心电图上相当于等电位线 ST 段。T 波相当于 3 相。心室复极化与去极化不同，不受心脏传导系统影响，但与心肌的温度差及心肌所承受的压力等因素有关。心肌收缩时产生相当大的热量，可使心肌温度较心腔内血液高 1.5℃。靠近心内膜的心肌与心腔内流动的血液贴近，其热量必然从迅速流过的血液散发，使温度下降；贴近外膜的心肌，因有心外膜脂肪层的隔热作用，使其温度保持较高。温度较高的心肌复极化过程较迅速，而温度低的复极化过程较延缓，因此心室肌复极化由心外膜向心内膜进展。另一更为重要的因素是压力的影响，当心室收缩时，愈接近心内膜的心肌所承受的压力愈大，而接近外膜的心肌承受的压力则较小。承受压力较大的心肌复极化过程较慢，而承受压力愈小的心肌复极化愈迅速，这一因素又促使心室复极化过程由心外膜面向心内膜进展。心室复极化自心外膜向心内膜进行，首先从室间隔及左室心尖部开始，继之大部分心室肌复极化，最后心底部复极化。各瞬间向量连接成为 T 环。

三、心电向量环与心电图

心脏作为一立体结构，位于人体体腔内，它所产生的向量是一个空间立体心电向量环。用平行的光线，从三个方向，向立体心电向量环进行投射，便可在三个平面上得到同一立体向量环的三个不同形状的投影，此投影即为平面向量环。这三个平面是由人体三个轴组成的，即与人体左右平行的横轴、上下平行的垂直轴以及前后平行的前后轴。横轴与垂直轴组成额面，横轴与前后轴组成横面，垂直轴与前后轴组成侧面，通常立体心电向量环采用该环在人体的横面、额面和侧面的投影平面向量环来表示。

心电图各导联的 P、QRS、T 波就是同一平面的心向量环在该导联轴上的投影。例如，额面 P、QRS、T 环在肢体导联轴的投影形成各肢体导联的 P、QRS、T 波形。横面 P、QRS、T 环在心前区导联轴的投影形成各心前区导联的 P、QRS、T 波形。如向量环投影在导联轴的正电段，心电图为向上的波形；如投影在导联轴的负电段，心电图表现为向下的波形。

图 1–4 为正常额面 QRS 环、T 环在肢体导联轴的投影，如图所示，正常额面 QRS 向量环近似椭圆形，环体偏左下方，自 0 点开始从右侧转向左下方，以后又转向上偏左侧。从 QRS 环的每一瞬间向量向导联轴作垂直线，垂直线和导联轴的交点与 0 点之间的距离，就是该瞬间向量在该导联轴的投影，即心电图 QRS 波的电压。其位于导联轴的某一侧，就决定了该电压的正负向。例如 QRS 环在Ⅰ导联轴的投影开始在负侧，得一负向的 q 波；以后 q 波逐渐缩小回到等电位线，此后各瞬间向量偏向左下，投影在Ⅰ导联轴的正侧，得一向上的 R 波；以后 R 波随瞬间向量变化又逐渐减少，回到等电位线。故额面 QRS 环在Ⅰ导联轴的投影呈 qR 波。QRS 环是闭合的，因此，ST 段在等电位线上，没有 ST 段向量。T 环投影都在Ⅰ导联轴的正侧，故 T 波直立。以同样的方式，可测出各肢体导联的 QRS–T 波形。

图 1–5 为正常横面 QRS 环、T 环在心前区导联轴的投影，如图所示，QRS 环偏左，呈椭圆形。环体开始从右侧转向左前方，以后又转向左后方。故在 V_1 导联轴上的投影开始在正侧，呈现一正向 R 波；以后各瞬间向量偏向左侧，投影在 V_1 导联轴的负侧，出现一负向 S 波，故横面 QRS 向量环 V_1 导联轴之投影呈 S 波。T 波投影在正侧，故出现直立的 T 波。以同样方式可以测出 V_3、V_5 等心前区导联轴的 QRS、T 波。

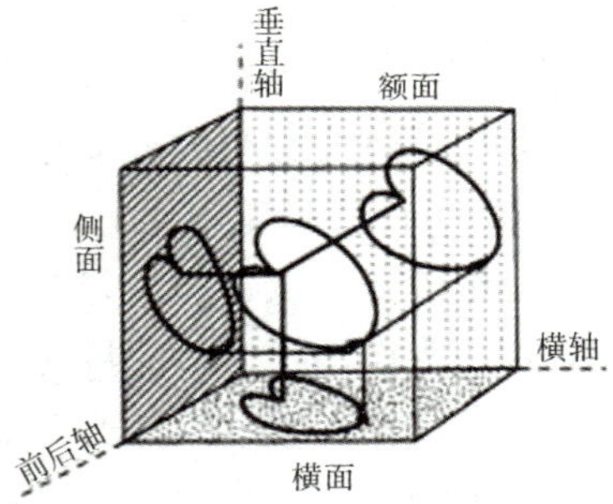

图 1–4　额面 QRS 环、T 环与肢体导联心电图的关系示意图

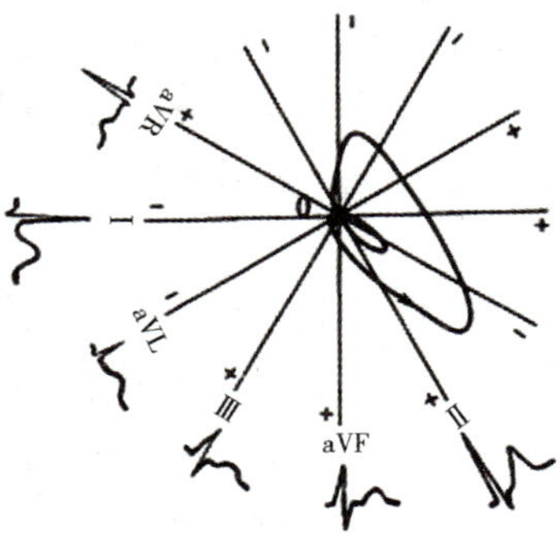

图 1–5　横面 QRS 环、T 环与心前区导联心电图的关系示意图

（王晓丽）

第六节　心电轴

心脏电活动瞬间综合向量称心电轴。心房去极化、心室去极化和复极化过程中所产生的各瞬间向量可综合成一个总向量，代表在此过程向量的方向和大小，分别称为P波、QRS波及T波的心电轴。相比之下，QRS波心电轴更重要，一般心电轴指QRS波额面心电轴。肢体导联QRS波是额面QRS环在导联轴的投影，故可采用两个肢体导联QRS波计算心电轴。六个肢体导联形成额面导联轴，双极肢体导联轴分别与单极肢体导联轴相互垂直：Ⅰ导联轴与aVF导联轴相垂直；Ⅱ导联轴与aVL导联轴相垂直，Ⅲ导联轴与aVR相垂直。因此，心室去极化过程中产生的心电向量与Ⅰ导联轴平行时，则与aVF导联轴垂直。当去极化心电向量与某一导联轴平行时，如指向正电段，心室去极化产生QRS波呈现较高的R波，如指向负电段则为深S波。当去极化心电向量与某导联轴垂直时，QRS波出现等相偏移，呈S型。因此，可根据肢体导联QRS波形态及其导联轴的关系，大致推测QRS波心电轴。

一、正常心电轴及其偏移分类

正常心电轴为0°～+90°。-30°～0°为轻、中度左偏，-90°～30°为显著左偏。+90°～+120°为轻、中度右偏，+120°～+180°为显著右偏。（+180°或-130°）～（90°或+270°）为重度右偏。正常小儿心电轴普遍右偏，年龄愈小愈显著，应参考不同年龄组正常心电轴分布来判断偏移与否。新生儿+30°以下为左偏，+180°以上为右偏，婴幼儿0°以下为左偏，+120°以上为右偏，5岁以上儿童与成人接近。

测定心电轴对鉴别宽QRS波的心动过速、左前分支阻滞的诊断及房室旁路的定位有益。电轴左偏见于正常横位心脏（如肥胖、腹水、妊娠等）、左前分支阻滞及左室肥厚等。电轴右偏见于正常垂直位心脏（如体形瘦长等）、右室肥厚及左后分支阻滞等。

二、心电轴测定方法

（一）目测法

（1）依据Ⅰ、Ⅱ导联QRS波形态。

①先在肢体导联中找等相偏移的QRS波，即可知此导联轴与心室去极化主要心电向量相垂直。

②观察与此导联轴相垂直的导联的QRS波形态，心室去极化主要心电向量和这一导联轴平行。如QRS波主要波形为正向，则心电轴在此导联轴的正极侧，如为负向波，则心电轴在负极侧。

如图1-6所示，等相偏移的QRS波在Ⅱ导联上，呈rS型；与Ⅱ导联垂直的为aVL导联轴，aVL导联QRS波为直立R波。心电轴范围如下。

①Ⅰ、Ⅱ导联QRS波主波均为正向波，即各导联QRS波正负波的代数和为正值，心电轴为正常0°～+90°。

②Ⅰ导联的QRS波主波向上，Ⅱ导联向下，心电轴为左偏-90°～0°。如Ⅱ导联QRS波呈等相偏移，则为-30°。

③Ⅰ导联QRS波向下，Ⅲ导联向上，心电轴为右偏（＞+120°）。

④Ⅰ、Ⅱ导联 QRS 波均为向下，心电轴为 -90°～+180°，为严重右偏。

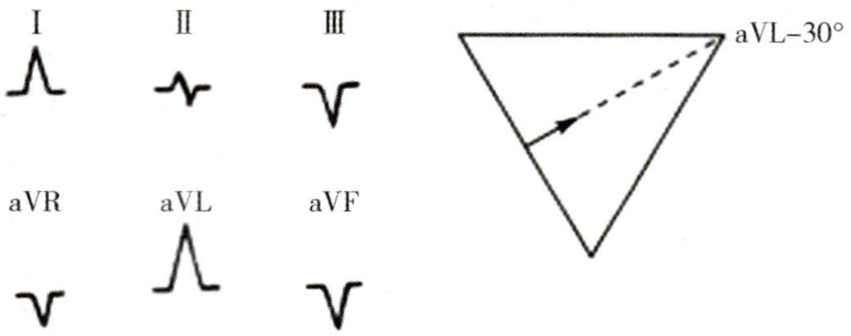

图 1-6 目测心电轴（两步法）

（2）依据Ⅰ、aVF 导联 QRS 波形态：从Ⅰ、aVF 导联轴可将心电轴方向分为四部分。

①左偏，-90°～0°。

②正常，0°～+90°。

③右偏，+90°～+180°。

④西北角，±180°～-90°。

依据Ⅰ、aVF 导联 QRS 波形态可推测心电轴范围。Ⅰ导联 QRS 波主波为正向波时，如 aVF 导联 QRS 波主波向上，心电轴位于正常部分，0°～+90°；如 aVF 导联 QRS 波向下，心电轴位于左偏部分，-90°～0°；Ⅰ导联 QRS 波主波为负向波，而 aVF 导联为正向波，则心电轴位于右偏部分，+90°～+180°。Ⅰ、aVF 导联 QRS 波均向下，则心电轴位于西北角，±180°～-90°。此法优点为目测Ⅰ、aVF 导联 QRS 波形态即可初步判断心电轴正常和异常范围。如宽 QRS 波心动过速，其Ⅰ、aVF 导联均为负向，心电轴位于西北角部分，即可诊断为室性心动过速。然而，如心电轴位于左偏，-90°～0°，则不能区别大于 -30°的异常心电轴左偏。

2. Ⅰ、Ⅲ导联 QRS 波计算法

选用Ⅰ、Ⅲ导联分别求出两导联 QRS 波的电压代数和，在肢体导联六轴系统坐标图上分别于Ⅰ、Ⅲ导联轴的相应数上作一垂直线，与两垂直线之交点与中心点连成一直线，此直线与Ⅰ导联轴的夹角便是心电轴。

3. 查表法

选用Ⅰ、Ⅲ导联，求出 QRS 波的代数和，从附录二中查出心电轴。

（王晓丽）

第二章　正常小儿心电图

第一节　心电图的基础测量

一、心电图的描记

心电图的描记技术并不复杂，但是为了得到高质量的图形，应当注意以下技术细节。

（1）先接地线，再接通电源。将导联选择钮开至“0”位，打开电源开关 1～2 min，仪器稳定后再操作。

（2）环境温暖，患儿仰卧，平静呼吸。小婴儿可用糖水、奶瓶逗引，或让婴儿仰卧在垫有橡皮布的母亲怀中描记。对哭闹不合作者可先给予镇静药，例如口服 10% 水合氯醛 0.4 mL/kg。

（3）电极板的选择和放置：关于心前区导联电极（一般用吸盘电极）的直径，新生儿用 0.8 cm，婴幼儿用 1.0 cm，年长儿童和成人则用 2.0 cm；目前已有新生儿和婴幼儿专用心前区导联的电极片导联线，可分别扣在相应的心前区导联电极片上。肢体导联电极多用电极板，其大小为新生儿 1.5 cm × 2.0 cm，婴幼儿 2.0 cm × 3.0 cm，年长儿童和成人则是 3.0 cm × 4.0 cm。电极板和吸盘电极一定要与皮肤紧密接触。使用导电胶或导电液（如饱和盐水、洗衣粉水）时，注意不要涂布过宽；否则如果心前各导联的导电液或电极片互相接触，可造成各个导联的 QRS 波相似，均呈双向高振幅，导致误诊。

（4）电极定位：注意肢体导联时左右手不要接反。小儿应常规加做 V_3 R 导联，1 岁以下加做 V_4 R 导联。注意 V_1 电极一定要放在第 4 肋间，若误放在第 3 肋间，将出现 QRS 电压降低的假象；V_6 电极要准确放置在腋中线，太接近 V_5 会造成电压过高假象，位置太高则 S 波增深，易误诊为右心室肥厚。

临床医师应能判断心电图记录的质量，要注意一帧心电图的定准电压是否准确，以及定准电压图形所反映的仪器的“阻尼”参数调节是否正确。

二、心电图的波形

人类心脏的起搏传导系统由窦房结、房间束、房室结、希氏（His）束、右束支和左束支（后者又分出左前分支和左后分支）、Purkinje 纤维组成。正常心电图实际上就是电兴奋沿上述系统传播，引起心房肌和心室肌去极化和复极化的生物电记录。

P 波：代表左右心房的去极化过程。

PR 间期：代表自心房去极化开始到心室去极化开始的过程，主要反映了激动经房室交界区传导的时间。P 波终末到 QRS 波起始之间的平坦段称为 PR 段，一般与 T 波末至 P 波起始的“等电位线”（即 TP 段）平齐；若低于后者，常反映心房复极化过程，有时被称为 Ta 波。

QRS 波：代表左右心室的去极化过程。其中第一个向下的偏转是 Q 波，为室间隔去极化向量的投影；第一个向上的偏转是 R 波，继 R 波之后出现的向下的波为 S 波；R′ 为 S 波之后第二个向上的偏转，S 则为 R′ 之后的第二个向下的偏转。大写字母用以表示绝对值电压≥ 0.5 mV 的主波，小写字母用以表示绝对值电压< 0.5 mV 的较小的波。如此，同样描述为“M”型的 QRS 波的波形为 rsR′，表示正向波后峰高于前峰；若为 Rsr，则表示正向波前峰高于后峰。当整个 QRS 综合波只有一个向下的偏转时，称作 QS 波。T 波则代表心室复极化过程。

U 波：在 T 波之后与 T 波方向一致的小波，在 V_3 导联最明显。儿童心率较快，U 波常不易看清楚。一般认为 U 波代表心室激后电位，亦有人认为 U 波代表 Purkinje 纤维细胞复极化终末的电位变化（Purkinje 细胞动作电位较一般心室肌为长）。

ST 段：自 QRS 波的终末至 T 波起点间的一段。

QT 间期：自 QRS 波起点到 T 波终末的时间，代表心室去极化和复极化的全过程所耗时间。

ST 间期：代表心室复极化的整个过程。

应当指出，心电图是心脏电活动而非机械活动的记录，但心脏电活动与机械活动之间有一定的联系。心房收缩大致紧接 P 波，心室收缩大致在 R 波的顶点，收缩期末大致在 T 波终末。心肌动作电位是单个心肌细胞的电活动，和反映全体心肌细胞电活动的心电图并无严格对应关系。尽管如此，我们仍能粗略地说，Purkinje 纤维（粗略地说心室肌细胞也如此）的动作电位的 0 相大致相当于 QRS 波起点，3 相大致相当于 T 波，T 波降支常相当于 Purkinje 纤维的相对不应期，等等。

三、心电图的测量

测量心电图需要一个分规。心电图描记线有粗有细，所有时间间期和振幅（电压）的测量都必须遵从“前缘原则”（Leading edge）。测量前要注意该帧心电图的定准电压和纸速。

心电图常规纸速为 25 mm/s（也可调整为 50 mm/s 或者 12.5 mm/s），此时图纸 1 小格代表 0.04 s（40 ms），1 中格代表 0.2 s，1 大格代表 1.0 s，60 个大格代表 1 min。

关于心率的计算，以下公式最为准确：

心率（次 / 分）=60（s）/PP 间期或 RR 间期（s）

亦可以在测出 PP 间期或 RR 间期后直接查表得出心率。心率较快时，则可计数 3 个大格（3 s）中的 QRS 个数，乘以 20。

常规电压定标时，纵轴上心电图纸每小格（1 mm）代表 0.1 mV 电压，1 中格代表 0.5 mV 电压。但是，为了描记太低或太高的波形，调整为“×1/2”电压定标，或“×2”电压定标也是常有的事，在阅读心电图时一定要慎重。

（王晓丽）

第二节　正常小儿心电图及其随年龄的衍变

正常心电图由 P 波、QRS 波、T 波、U 波及 PR 间期、QRS 时限、ST 段、QT 间期等四个波及四个段组成，心电图的波形，取决于激动起源点的特性、兴奋的扩布及人体容积导体的特点。心肌细胞有 1 亿～900 亿个，每个细胞去极化、复极化动作电位的综合电位代数和形成了体表心电图，所以，心电图又是心肌细胞跨细胞膜动作电位在体表综合电位的记录图。

心脏的激动，正常始于窦房结，经结间束向左、右心房传布，使心房兴奋，并将激动传至房室结，再经房室束到达左、右束支。因左侧束支在心室间隔左侧中部开始有较早的间隔分支，所以心室间隔左侧首先去极化，然后再经左、右束支及末梢纤维使去极化向两侧心室传布。因为传导纤维位于心内膜之下，故首先是心肌的内层发生兴奋，以后兴奋向外层传布，引起心室的兴奋，形成在正常心电图中所见到的各波、段。心肌在其去极化与复极化的过程中，电流的方向及电压的大小（简称向量）每一瞬间都在变化着，按其时间先后的顺序，将此种向量变化的每一瞬间向量的最远点连接起来，就形成一个环状图形，称为向量环（vec-torloop）。由于心脏是立体的，其有上、下、左、右、前、后面不同，因此向量环反映在额面、横面（水平面）及侧面（矢状面）上，亦有各种不同形状的环。向量环投射到额面的导联轴上，如Ⅰ、Ⅱ、Ⅲ、aVR、aVL、aVF，和横面的导联轴上如 V_1～V_6 等，就形成了各导联上不同的心电图形。根据向量环有 P 环、QRS 环及 T 环的不同，投影到各导联轴上就形成了各导联上的 P 波、QRS 综合波及 T 波等。总之，心电图上各波、段的形成，就是心电向量环在各导联轴上的投影。

一、小儿心电图正常值

国内外对小儿心电图的正常值都有详细的研究。考虑到本书的宗旨是删繁就简，为儿科临床医师提供实用的、容易掌握和记忆的参考资料，笔者推荐四川大学华西医学中心儿科根据 2312 例正常儿童的普查资料提出的小儿心电图正常值，见表 2-1。

表 2-1　小儿心电图正常值

项目	数值
心率 /（次 / 分）	＜ 1 岁：100～140；1～5 岁：80～120；＞ 5 岁：60～100
P 波时间 /s	＜ 1 岁：＜ 0.09；＞ 1 岁：＜ 0.10
PR 间期 /s①	新生儿：0.08～0.13；＜ 1 岁：0.10～0.14；1～7 岁：0.10～0.16；＞ 8 岁：0.11～0.18
Q 波	各年龄时间均：＜ 0.04 s；电压：Q/R 不应＞ 1/4
QRS 波时间 /s	＜ 1 岁：＜ 0.08；＞ 1 岁：＜ 0.10
电压 /mV②	$R_{Ⅰ}+R_{Ⅱ}$＜ 3.0；$R_{Ⅱ}+R_{Ⅲ}$＜ 4.5
	R_{avL} ＜ 2.0；R_{avF} ＜ 2.5；R_{V5} ＜ 3.5；R_{V1} ＜ 2.0。 $R_{V5}+S_{V1}$：3 岁以下＜ 4.5；3 岁以上＜ 5.0。 $R_{V1}+S_{V5}$：3 岁以下＜ 4.0；3 岁以上＜ 2.0
电轴	＜ 3 月龄：+30° ～+180° ；＞ 3 月龄：0° ～+120°
ST 段 /mV	下移＜ 0.05；上移＜ 0.10
右心前区导联	下移＜ 0.10；上移＜ 0.20
T 波	V_1 导联 T 波出生 7 天后应倒置。在 R 波为主的导联中，T 波电压不低于 R 波电压的 1/10

① PR 间期除与年龄有关外，还与心率有密切关系，此处所列为常见心率范围的 PR 间期范围。PR 间期与心率、年龄相关的正常值见表 2-2。

②此处列出“电压”正常值的上限，实际上电压过低亦不正常。“肢体导联低电压”指所有肢体导联 QRS 综合波正负向波幅的绝对值（R+S）均＜ 0.5 mV（新生儿＜ 0.8 mV），“心前区导联低电压”指所有心前区导联 QRS 综合波正负向波幅的绝对值（R+S）均＜ 0.8 mV（新生儿＜ 1.0 mV）。

表 2–2　正常儿童各年龄组不同心率的 PR 间期的第 5～95 百分位值范围　　单位：s

年龄组	心率 /（次 / 分）						
	40～60	60～80	80～100	100～120	120～140	140～160	＞160
0 天～1 月龄			0.10～0.14	0.09～0.13	0.09～0.13	0.09～0.13	0.09～0.13
1 月龄～1 岁	0.10～0.15	0.10～0.15	0.09～0.14	0.09～0.14	0.09～0.13	0.09～0.13	
1～5 岁	0.11～0.16	0.10～0.16	0.10～0.15	0.10～0.14	0.10～0.14	0.09～0.13	
5～16 岁	0.11～0.18	0.11～0.17	0.11～0.16	0.10～0.15	0.10～0.15		

QT 间期的正常值也与心率和年龄相关，可以通过查表得到。临床上可以粗略地用“校正”的 QT 间期（QTc 间期）来加以判断（Bazett 公式）。

$$QTc = \frac{QT}{\sqrt{RR\downarrow}}$$

式中，RR 间期以 0.01 s 为单位。正常儿童 QTc 间期不超过 0.425 s（小婴儿不在此列）。

二、正常小儿心电图随年龄的衍变

小儿心电图学的最大特点是研究一个不断生长发育的群体的规律，因此小儿心电图存在与年龄相关的衍变不足为奇。大部分与年龄有关的正常心电图衍变都关系到左右心室重量比的变化。胚胎循环的特点：肺血管床基本处于不开放的状态，肺循环阻力增高；动脉导管开放，右心室通过动脉导管向体循环射血，因此右心室负荷相对较重。生后早期肺循环开放、动脉导管关闭，右心室压力负荷急剧降低，而左心室压力负荷持续升高，因此左右心室的重量比发生改变。在心电图学方面，这样的变化就决定了心电活动由右心室优势逐渐向左心室优势转移的大趋势。

表 2–3　个体发育过程中左右心室重量比的变化

年龄	左右心室重量比
36 孕周～出生	0.8∶1
生后 1 月龄末	1.5∶1
生后 6 月龄末	2.0∶1
成人	2.5∶1

随着年龄的增长，正常小儿心电图发生如下衍变。

（1）心率逐渐降低，各种心电图波形的时限和间期逐渐延长。

（2）QRS 向量从婴儿期的向右向前渐变为成人期的向左向后。在额面上 QRS 电轴右偏的角度越来越小。

（3）R_{V1} 逐渐降低，R_{V5} 逐渐增高；反之，S_{V1} 逐渐加深，S_{V5} 逐渐变浅、消失。因此，右心前区导联 R/S 振幅比逐渐下降，左心前区导联 R/S 振幅比逐渐升高。

由此不难理解，年龄越小，心前区导联 R/S 振幅接近 1 的“过渡区”越是向右侧移动。这也就是为什么对婴幼儿要求常规加作 V_3R 甚至 V_4R，目的是找到“真正”强烈反映右心室电活动的“右心前区导联”心电图图形。

（王晓丽）

第三章　心功能室检查的临床应用

第一节　心电图

一、心电图检查的指征

心电图能精确反映心房、心室肌及传导组织在激动过程中所产生的电压变化和时序，有助于诊断心肌和传导系统功能性和器质性的变化，尤其对心律失常有独到之处。但是，心电图检查也有一定的局限性，例如对于心室肥厚患儿，其病因仍应根据临床资料，主要借助于超声心动图检查及其他检查方法明确是先天性心脏病、瓣膜病等；又如心电图有 ST-T 改变，也应根据临床寻找病因，是否由于缺血、休克、心肌炎、心包炎或药物作用等所致。有时心电图的结果与临床并不一致，如严重心力衰竭时心电图可以正常；临床有双侧心室肥厚，心电图则因两侧电压相抵消反而表现为正常；心电图有右束支传导阻滞而临床为正常健康小儿。因此，临床对心脏疾病的诊断应根据病史、体格检查、心电图、超声心动图及其他实验室检查等全面综合分析，才能正确作出诊断。

心电图的应用范围如下：

（1）对各种心律失常，可起决定性的诊断作用。

（2）心肌梗死、冠状动脉供血不足等。

（3）心肌病变，如心肌炎、心肌病等。

（4）心房、室肥厚，心电图可分辨左或右房、室肥厚，但应配合 X 线、超声心动图检查，其准确性差，可有假阳性和假阴性的结果

（5）心包炎，如急性心包炎、心包积液、缩窄性心包炎。

（6）药物对心脏的影响，如洋地黄、抗心律失常药、锑剂等。

（7）电解质失衡，如高、低钾血症及高、低钙血症。

（8）某些疾病对心脏的影响，如风湿热、结缔组织病、高血压、急性传染病、营养不良、染色体畸变及神经、肌肉、血液、肺、肝、肾、内分泌等疾病。

（9）心脏手术，如心导管检查、外科大手术等操作对心脏的影响。

（10）心搏骤停时用于了解心律及心肌的情况。

（11）原因不明的晕厥。

（12）心脏位置异常，如右位心。

二、小儿心电图操作及描记注意事项

（1）室内要求保持温暖（不低于 18 ℃），以避免因寒冷而引起的肌电干扰。

（2）使用交流电源的心电图机必须接可靠的专用地线（接地电阻应低于 0.50 Ω），心电图机应远离磁场环境。

（3）放置心电图机的位置应使其电源线尽可能远离诊断床和导联电缆，床边不要摆

放其他电器具（不论通电否）及穿行的电源线。

（4）诊断床的宽度不应窄于 80 cm，以免肢体紧张而引起肌电干扰，如果诊断床的一侧靠墙，则必须确定墙内无电线穿过。

（5）对初次接受心电图检查者，必须事先做好解释工作，消除紧张心理；患儿不配合时，需镇静后方可检查。

（6）受检者在每次做常规心电图之前应经充分休息，解开上衣，在描记心电图时要放松肢体，保持呼吸平静。

（7）在受试者两腕、踝部涂导电膏（生理盐水），固定好电极板。在胸前操作按规定涂膏（生理盐水、酒精），注意应选择皮肤平坦部位，尽量使电极与皮肤接触良好，面积不要太大。

（8）严格按照国际统一标准，准确安放常规 12 导联心电图电极。

标准导联（双极肢体导联）。

Ⅰ导：心电图机阳极连接在左上肢，阴极连接在右上肢。

Ⅱ导：阳极接在左下肢，阴极连接在右上肢。

Ⅲ导：阳极接在左下肢，阴极连接在左上肢。

在心电图机上，四个肢体导联分别为红、黄、绿、黑标识，红色连接右上肢，黄色连接左下肢，绿色连接左下肢，黑色连接右下肢。

单极胸部导联（V）。

V_1 导：电极放在胸骨右缘第 4 肋间。

V_2 导：电极放在胸骨左缘第 4 肋间。

V_3 导：电极放在 V_2 与 V_4 导联线的中点。

V_4 导：电极放在左锁骨中线第 5 肋间处。

V_5 导：电极放在左腋前线第 5 肋间水平处。

V_6 导：电极放在左腋中线与 V_4 同一水平处。

V_7 导：电极放在左腋后与 V_4 同一水平处。

V_8 导：电极放在左肩胛线与 V_4 同一水平上。

V_9 导：电极放在后正中线与 V，同一水平上。

V_1R、V_4R、V_5R、V_6R：电极放在右前胸与 V_3、V_4、V_5、V_6 导联相对称的位置上。

如青春期女生乳房下垂者应托起乳房，将 V_3、V_4、V_5 电极安放在乳房下缘胸壁上，避免安置在乳房上。

（9）医生描记婴幼儿心电图时，应耐心、熟练地操作，用玩具、奶瓶或图片等引逗，并取得家长的配合。患儿取仰卧位，保持安静，肌肉松弛，呼吸平稳，才能得到好的描记效果。遇小婴儿哭闹不合作时，可事先服用镇静药。描记时为了防止小儿乱动，可按住其肢体或放在母亲膝上，但要垫上厚的毯子或用一层橡皮布或塑料布等隔开以增加绝缘，避免接触者的肌电影响患儿的心电图。

（10）选用适当的电极板，其大小与小儿肢体大小相符。小婴儿心前区导联电极的直径应小，以 1.0～1.5 cm 为宜。受检者部位的皮肤必须清洁。电极板亦需清洁干燥。导电糊用量要适当，电极板与皮肤必须接触好。

（11）小儿应加 V_3R 导联。

（12）避免伪差，心电图上凡是非心脏电激动所引起的改变均算伪差。常见的伪差有以下几种。

①基线不稳：患儿哭闹或肢体突然动作，可使基线摆动及波形变异；呼吸过强，胸廓活动幅度过大，也使基线偏移；电极板松脱，可致基线移位及心电图波形失真。遇基线不稳或有干扰时，再详细检查地线和电极线的接触是否稳当，并检查有无上述的各种原因，待基线稳定后再进行描记。

②肌肉震颤，患儿过分紧张，电极板夹得过紧或肢体放置不适，使肢体肌肉未能松弛，可造成细小不规则的小波。

③交流电干扰：由于外界交流电干扰，而发生细密规则的杂波。

④导电糊（或液）使用不当：小婴儿胸廓小，如胸前部导电糊（或液）应用过多，胸前导电糊（或液）弥散，可致各心前区导联的波形相似而无法分辨。

⑤导联线接错：左、右上肢导联线接错。使Ⅰ导联的 P–QRS–T 波变为倒置，aVR 导联的波形似 aVL 导联，类似右位心，但心前区导联的波形不变；右上肢和左下肢接错，可使 $P_{Ⅰ、Ⅱ、Ⅲ、aVF}$ 倒置；左上肢和右下肢接错，可使心电轴改变。

三、心电图阅读步骤和报告方式

心电图是辅助临床诊断的一种检查手段，在阅读心电图时应尽可能了解患儿的病情。心电图的阅读步骤和报告方式如下：

（1）全面检查心电图各导联有无伪差，标记有无错误，定准电压的实际大小，有无其他技术误差等。

（2）找出 P 波，确定心律。测定 PP 或 RR 间隔，计算心率。如心房率和心室率不一致时，应分别计算。在窦性心律中出现室性期前收缩，心率的计算应包括期前收缩的次数在内。如为心房颤动等心律失常，则应连续测量 10 个 RR 间隔，求其均数，然后计算平均心室率。

（3）测量 PR 间期、QT 间期、QRS 时间及心电轴，根据小儿年龄查阅正常值，评价其是否在正常范围内。

（4）观察 P、QRS、ST、T、U 波的方向、形态、时间、振幅，并测量 ST 段偏移的程度，注意各波之间的关系。可自心前区导联开始，再看肢体导联，将异常情况顺序列出，如 $P_{Ⅰ、aVF}$ 倒置，QRS_{V1} 呈 Rsr' 型，$ST_{Ⅱ}$ 下降、ST_{aVR} 上升，T_{V5} 倒置等。以上测量的结果均应参考小儿各年龄的正常值、并写出异常数值。

（5）参阅心电图申请单，了解患者年龄，性别、临床诊断及用药情况，写出心电图诊断意见，必要时建议复查。心电图诊断应包括以下几方面。

①节律类别。

②心电轴有无偏移。

③心电图是否正常。

④对临床的建议。

在心电图是否正常一项内可有以下四种情况。

（1）心电图正常。

（2）心电图大致正常：仅在个别导联上出现轻度异常的改变，如QRS波的钝挫、ST段轻微下降、T波电压降低等，并无其他显著的变异。如小儿V_1导联呈M型，而不是右束支传导阻滞者可列为大致正常。

（3）心电图可疑：在多个导联上有轻度异常的改变，或个别导联上有一项特殊改变而不能肯定异常者。如小儿胸壁薄，心前区导联V_1或V_5的QRS波电压较高，但正常值的范围甚大，最高值与异常标准有重叠现象，若仅有R_{V5}或$R_{V5}+S_{V1}$超过正常值，心电图虽符合左室肥厚而临床心脏表现正常，则心电图列为可疑。

（4）心电图不正常：应注明为哪一类型的心电图不正常，如心室肥厚、房室传导阻滞、阵发性室上性心动过速等。并对一些具有综合性改变的图形，又符合临床诊断者，应加以说明，如心电图有右房肥大、右室肥厚、电轴右偏、低电压等，临床诊断为慢性肺源性心脏病，心电图便可归纳为符合肺源性心脏病的诊断。又如心电图有窦性心动过速，PR间期延长，ST段的偏移形成单向曲线及室性期前收缩等，临床诊断为病毒性心肌炎，则心电图可注明符合急性心肌炎的诊断。如果心电图只有ST-T改变而不能确诊为心肌炎、心肌缺血等，则可写成ST-T改变以供临床参考。

（王晓丽）

第二节　动态心电图

一、概述

动态心电图由美国著名的物理学家霍尔特（Norman J.Holter）发明，是长程、动态记录心电图的一种技术，提高了心电图临床应用价值，使心血管疾病，特别是心律失常的诊断水平大为改观。动态心电图将普通心电图记录的心电信息量扩大了2000倍以上，这是心电学史上的一座丰碑和划时代的革命。随着动态心电图技术的应用，涌现出很多新概念、新理论，还开创了生物信号长程记录的先河。

1961年动态心电图问世，1962年Avionics Del Mar公司制造出第一批动态心电图机。第一台商品动态心电图机售予纽约Cornell医学院。20世纪60年代以来，动态心电图也进入临床药物的观察，在发现心律失常，尤其是室性期前收缩的自然变异方面十分有效，使动态心电图成为评估抗心律失常药物疗效的“金标准”。

我国于1978年4月引进动态心电图以来，国内大、中、小型医院先后迅速开展临床应用。随着研究的深入，积累了丰富的临床经验，其应用范围日益扩展，已经成为临床医疗和科研不可缺少的手段之一。

动态心电图记录仪体积小，重量轻，能够连续工作24小时以上，患者可佩戴。其工作原理、内部的电路和普通心电图机相比较没有区别。不同的是记录设备和输出的方式不同。动态心电图记录仪将心电波形记录到储存器中，24小时记录完毕后输入计算机中，由工作人员分析后打印完成。

二、动态心电图系统

动态心电图仪能够一次连续记录24小时以上的体表心电图，并能对患者在日常活动中，身体和精神状况不断变化条件下进行心电检测，还可以将患者的日志与心电图的改变联系起来。目前的动态心电图多采用双极导联，5 条或 7 条导线组成 3 个双极导联和 1 个无关电极，同步记录三个通道心电信号。

7 条导线三个通道导联：

CM_1 导联（V_1）正极位于 V_1 位置，负极位于左锁骨下中外 1/3 处。

CM_5 导联（V_5）正极位于 V_5 位置，负极位于右锁骨下 1/3 处。

CM_{aVF} 导联（aVF）正极位于左腋线 9～10 肋间，负极位于胸骨。

CM_1 能清楚地显示 P 波，对于室上性期前收缩伴差异性传导与室性期前收缩的鉴别诊断，能显示右束支或左束支阻滞的 QRS 图形特征，但该导联 QRS 振幅较小，一般不作为首选分析通道。CM_5 导联 QRS 波形振幅最高、主波向上，波形稳定易于固定，是国内外心电图工作者首选的分析通道，对 ST 段压低较为敏感。CM_{aVF} 导联适用于监测下壁缺血、损伤、坏死及左前分支阻滞，P 波较为清晰、对期前收缩的鉴别也很有用。

CM_1+CM_5+CM_{aVF} 成为目前常用 Holter 三通道双极导联组合。

三、动态心电图的安装

（1）环境要求。Holter 仪器放置的房间应宽敞、布局整洁，室内应装有空调、通风、取暖和防尘设备，室内温度、湿度要合适。

（2）筛选适应证。由临床医师筛选有适应证的患者进行动态心电图监测。不能自我控制的患者不适宜此项检查，以免损坏机器。年龄偏小不能配合的婴幼儿病患需要监护人员认真看护。

（3）局部皮肤的处理。常规的皮肤清洁消毒处理，检查前一天清洁皮肤，儿童皮肤细嫩不需要进行脱脂处理。如遇到皮肤污垢严重、青春期皮肤油脂较多的患者，需要进行脱脂处理。脱脂的目的是使电极粘贴更为牢靠，减少人体活动或呼吸引起的基线漂移；同时可以使电极导电液更快渗入皮肤角化层，安装后能在较短的时间内将通过人体的阻抗迅速下降，减少图形的失真及降低皮肤 / 电极界面上的噪声。

（4）电极安装要点。如上所述认真进行皮肤准备，电极避开肌肉多的部位。人体活动时会产生肌电，减轻肌电干扰的唯一方法是安装电极的部位应避开肌肉，肌电干扰的强度与电极的距离呈非线性关系，只要电极与肌肉部位稍微离开一些，干扰就会急剧衰减。如无特殊必要，应该把电极贴在胸骨旁、锁骨上、肋骨上等骨骼表面上。

（5）固定电极导线。要求患者配合，尽量不做较大体力活动，在活动时不要做耸肩、抬举上臂的动作，以减少肌电干扰；平卧时干扰发生较少，侧卧时尤其是左侧卧时干扰较大。年龄较小的婴幼儿需要监护人小心看护，避免儿童将电极导线拽开。

（6）帮助不能自理及婴幼儿患者填写监测记录单。若发现电极脱落、导线脱节，及时连接并记录。

（7）在检查期间尽量避免使用手机和电脑设备。

（8）详细记录。不论有无症状都不要中断记录。有症状时，应记录发作开始及终止的时间。详细的记录对临床医师及心电图技术人员具有重要的参考价值。

四、动态心电图回放系统

动态心电图的回放系统是动态心电图仪的重要组成部分。记录完毕后，首先要把记录的心电数据传送到计算机中，通过回放和分析，才能得到最终的动态心电图报告。在分析的过程中，首先要进行 QRS 波的检出，确定每个心搏的位置，然后根据心搏的特征逐个分析。分析的内容包括心律失常分析、ST 段的偏移、心率变异性分析、心房颤动的分析，对于装有起搏器的患者，还可以进行起搏心电图的分析。

由于 P 波的振幅很小，计算机无法识别动态心电图中的 P 波，因此在目前的技术条件下，所有的动态心电图系统都不能对 P 波形态准确识别。这样就使得计算机并不能对所有的心律失常事件进行分析，如房颤、房室阻滞、预激综合征等需要人工识别。

对于 QRS 波的识别要求 QRS 波形检出程序要有很强的适应能力，以保证对不同患者的不同形状 QRS 都能检出。当检出程序灵敏度较低时，就会漏掉一些振幅较小的 QRS 波，在分析时会出现很多假的停搏。反之，QRS 波检出程序灵敏度过高时会检出很多假的 QRS 波。此外，QRS 波形的检出程序应该有比较强的干扰能力。

心室激动产生的 QRS 波与窦性及心房激动产生的 QRS 波在形态上有较大的差别。为此正确识别出室性 QRS 波，再加上 RR 间期的节律分析就可以分析室性心律失常。

1. 起搏心电图的分析

动态心电图是检查起搏器的性能、工作状态和起搏器的工作参数，诊断起搏器故障方面的有力手段。由于起搏器的技术发展很快，功能日益更新和复杂，给起搏心电图的分析造成一定的困难。目前在动态心电图系统中，起搏心电图的分析还不够成熟，分析中产生的错误比较多，需要操作人员的干预和修正，才能得到比较满意的结果。

2. 动态监测起搏心电图的临床价值

在植入起搏器一周后，需要密切观察患者在各种体位及状态下的反应和起搏器工作情况，从而及时调整起搏器参数，预防因植入起搏器而导致的并发症。植入起搏器后常规 1 个月、3 个月、6 个月随访，以后随访至少每年 1 次，便于及时掌握患者的反应和治疗效果；预测可能发生的起搏系统异常，例如心率变慢，预示发生电池耗尽或感知异常；发现起搏系统障碍；利于进行体外程控，充分发挥起搏器功能，适应患者需要，减少起搏系统并发症；延长起搏器使用寿命；进行流行病学调查，获得生存率统计。正常生活中，当植入起搏器的患者感到不适时，为确认症状是否与起搏器有关，进行动态心电图监测是找出诱因的有效途径。伪差的识别：由于动态心电图佩戴记录的时间比普通心电图长，又受到记录器本身、电极片质量以及肢体活动、肌肉颤动、周围环境的电干扰，使动态心电图中必定存在干扰和伪差，并能引起心电图多种类似病理心电图改变。分析软件对于干扰的识别能力可影响分析的准确性，干扰太多也会影响分析的速度和准确性，甚至无法分析。干扰的多少不仅和记录仪的性能有关，和患儿的配合也有很大关系，正确的安装和患儿的高度配合，干扰会显著减少，提高分析的准确性和分析速度。

3. 伪差鉴别诊断要点

（1）生活日志的运用。生活日志是分析动态心电图重要的参考文件，当心电图出现重大变化时，及时参看生活日志记录有无临床症状的记录，或有无剧烈活动、大的体位变化，以排除人为因素导致的伪差性改变。

（2）与其他通道进行比较。出现可疑的心电图改变时，观察邻近通道图形是否有与之相同的心电图改变。如果仅单一通道图形改变而邻近通道没有变化，则可认为系伪差所致。如果其他通道也有相应改变，还要从这些变化中寻找是否与正常心电图一致的信息排除伪差。

（3）观察波形及前后的变化。在怀疑伪差性“心律失常”时，注意“心律失常”前后 P-QRS-T 波的变化，以判断是否为伪差。

（4）注意快速心律失常后的节律重整现象，快速心律失常发生后可出现不同部位的节律重整，而伪差性“心动过速”则无此表现。

因动态心电图伪差造成的误诊，可能给患者与治疗带来不同程度的影响。特别是伪差性“室性心动过速”，会引起患者的不必要的恐慌。

4. 回放分析及留图时需要注意的问题

（1）目前采用自动分析和人工修改的方式。完成一份高质量的动态心电图报告，一定要细心分析、鉴别和编辑。

（2）P 波的观察。在回放中，当 P 波形态发生改变时，要观察其变化过程，与前后进行比对，鉴别是起搏点的改变还是自律性不稳定或是呼吸体位的影响。

（3）PR 间期的变化。要尽量捕捉到 PR 间期变化的过程，给临床提供诊断信息。例如，旁路或双径路，或是迷走张力改变所致。

（4）长间歇。监测长间歇，可将 PAUSES 值修改，这样可以监测到比较完整的长间歇数目。如果长间歇为房性期前收缩未下传，即可得知房性期前收缩未下传的数目。如果为窦房阻滞及窦性停搏，可为临床的治疗或是否需要安装起搏器提供参考。

（5）心律失常。在期前收缩流行病学研究中，心电图是必不可少的工具，但动态心电图的意义更大，除了能进行期前收缩诊断，还能对期前收缩进行计数，并判断期前收缩的发生规律和影响因素。监测中有快速心律失常，要将快速心律失常发作前和终止时的心电图保留，对于全天经常发作的快速心律失常要将最快和最长的心律失常条图保留，提供临床参考。

（6）ST 及 T 波改变。监测中发现 ST 及 T 波的改变，最好能保留其改变的过程及 ST 压低最深的图样。

五、儿童正常动态心电图

正常人均为窦性心律。动态心电图中三个通道的 P 波应与常规心电图相应导联相似。窦性心律的频率可随时间、活动、休息等生物节律与生理状态的变化产生一定的规律性变化，活动时心率增快，休息时心率减慢；夜间睡眠时心率明显减慢，最慢的窦性心率多出现在睡眠期末，一般是凌晨 4～6 时；部分正常人可在动态心电图检测到短暂的 PR 间期延长或二度房室传导阻滞（多为二度Ⅰ型）。房室传导阻滞多发生在夜间睡眠时并伴有窦性心动过缓，是由迷走神经张力增大所致。正常儿童的心率随年龄增长而变化，正常儿童心率波动范围详见表 3-1，可根据相应年龄段心率范围设置 Holter 分析的心率高限和低限。

六、动态心电图在心律失常诊断中的应用

（一）用于室性期前收缩的诊断

正常人室性期前收缩≤ 100 次 /24 时，或 5 次 / 时，超此数目只能说明心脏电活动异常，是否属于病理原因要结合临床资料判断。

室性期前收缩以 LOWN 法分级（表 3-2），三级及三级以上即成对室性期前收缩、

多形性室性期前收缩、短阵室性心动过速、多形性室性心动过速、持续性室性心动过速均有病理意义。器质性心脏病越重，室性期前收缩的 LOWN 分级越高，室性期前收缩越多，患者的死亡率越高。但是 LOWN 分级也有缺陷，LOWN 分级没有考虑到室性期前收缩的电生理机制，不同机制引起的室性期前收缩其预后可以完全不同。而且 LOWN 分级主要考虑的是高级别心律失常的后果，因此对患者分级时一人只能有一级，而此级以下的其他心律失常特征及室性心律失常的频率被忽视。因为研究显示，室性期前收缩的频率与患者的预后关系也比较密切。

表 3-1 北京儿童医院不同年龄段心率范围参考表 单位：次 / 分

年龄段	正常低限	正常高限
新生儿	80	180
1～12 月月龄	80	170
1～3 岁	70	140
3～5 岁	70	130
5～7 岁	60	120
7～12 岁	50	110
12～18 岁	50	110

表 3-2 室性期前收缩（LOMN）分级

分级	心电图特点
0	无室性期前收缩
1	单形、偶发、＜ 30 次 / 时
2	单形，额发，≥ 30 次 / 时
3	多源，多形性室性期前收缩
4 A	连续的（成对）室性期前收缩
4 B	连续≥ 3 次室性期前收缩（短阵室性心动过速）
5	RonT 型室性期前收缩

动态心电图有助于急性病毒性心肌炎期前收缩与功能性期前收缩的鉴别，动态心电图提示前者平均心率及最慢心率显著快于后者，前者期前收缩多为昼夜型，24 小时期前收缩总数明显多于后者。

（二）用于监测 QT 间期延长

长期临床实践发现虽然 QT 间期延长并非都发生严重的心律失常，但是先天性或后天性长 QT 间期综合征者，易发生室性心律失常和猝死。有研究比较了动态心电图和标准心电图在监测 QT 间期延长中的作用，认为动态心电图监测 QT 间期延长的重要意义在于发现 B 波落在 T 波上的室性期前收缩，推算期前收缩指数估计其预后的严重性，并可以观察药物对 QT 间期的影响。

QT 间期延长的相关影响因素如下：

（1）自主神经系统：动物实验证明，切断右侧星状神经节或电刺激左侧星状神经节，可引起 QT 间期延长及 T 波增高。

（2）脑血管意外：颅内肿瘤、脑外伤、颅内出血、脑外科手术也可引起 QT 间期延长。

（3）心肌炎：心肌炎患者各种检查恢复正常后，若心电图仍有 QT 间期延长，则心肌炎仍处于活动期。

（4）电解质紊乱：低钾、低钙、低镁均可导致 QT 间期延长及 T 波改变。

（三）用于评价抗心律失常药物疗效

动态心电图监测用于评价抗心律失常药物的促心律失常作用的意义，在于使抗心律失常治疗更加及时、有效和安全。目前可采用 ESVEN 标准，药物治疗后达到以下标准才能判定有效：室性期前收缩减少≥ 70%，成对减少≥ 80%，短阵室性心动过速消失≥ 90%，15 次以上室性心动过速及运动时≥ 5 次的室性心动过速完全消失。

（四）用于评价高危患者预后

1999 年，施密特（Schmidt）等发现在室性期前收缩后，窦性心律可出现先加速后减速的变化。内源性刺激触发神经反射性调节的结果，称为窦性心律震荡。有研究发现，部分心肌梗死后及重度心力衰竭等患者存在该现象的减弱或消失。故此指标可用于心源性猝死高危患者预后的评价，预测价值高于心率变异性且更具独特性。

（五）用于发现心源性疾病

儿科不明原因的胸闷、心悸、眩晕或晕厥症状的患者较多。青春期初期（10～14 岁）明显多于其他年龄段，这可能与青春期发育初期机体内分泌的变化引起自主神经功能紊乱有关。因此，此年龄段如出现上述症状，更应注意识别是否为心源性因素所致。盲目诊断为“心肌炎”，会对患儿的精神、心理发育造成不良影响，影响学习和生活质量，应给予充分重视。故可通过 24 小时动态心电图的监测了解患儿相关症状发作时有无心律失常发生，及时鉴别心源性疾病。

七、心率变异性分析（heart rate rariability，HRV）

（一）概述

在生理状态下，心跳的节律受窦房结自律性的控制，而窦房结又接受交感神经和迷走神经的双重支配。交感神经使窦房结自律性增高，心率加快；迷走神经使窦房结自律性降低，心率减慢。窦房结内迷走神经多于交感神经，窦房结细胞对迷走神经兴奋作用明显大于交感神经系统。

HRV 系指逐次心跳周期差异的变化情况，它含有神经体液因素对心血管系统调节的信息。

有研究表明，HRV 是评价新生儿窒息后心肌损害的稳定指标。先天性心脏病术后的患儿 HRV 明显增加。有文献报道认为婴儿猝死综合征与 HRV 降低有关，因此应予高度重视。研究已证实小儿心力衰竭时 HRV 降低，迷走与交感神经均受累，迷走神经损害严重。HRV 持续降低预示窒息儿中枢神经系统后遗症。

（二）影响心率变异因素

正常情况下，迷走神经对 HRV 起着决定作用。其功能健全时，HRV 大，功能受损时，HRV 小。交感迷走神经的相互协调作用，维持着正常的心跳节律及心脏的正常活动。一旦这种相互协调作用失去平衡，将导致心率和心律的改变、心血管系统的功能紊乱，HRV 分析能够反映心血管系统的自主神经功能状况。健康人静息时的心电图呈现出窦性心律不齐，小儿尤为常见。这是由呼吸的不同时相反射性引起迷走神经的张力波动所致。

因此，窦性心律不齐时 HRV 大，提示自主神经系统，尤其是迷走神经张力较正常的表现，属正常的生理现象。

人体影响 HRV 的因素包括脑的高级神经活动，中枢神经系统自发性节律活动及由压力、化学感受器引起的心血管反射活动等。上述各种因素最终的效果是对心交感神经、迷走神经系统进行调节。HRV 的周期性波动主要由 3 个部分组成。

（1）呼吸性窦性心律不齐。

（2）压力反射相关性心率波动。

（3）温度调节引起外周血管阻力变化相关性波动。

有研究显示 HRV 具有一定的遗传征，同胞间 HRV 的相关性大于配偶间，遗传因素的影响约占 23%。

（三）心率变异分析方法

HRV 分析主要分为时域分析法及频域分析法。

1. 时域分析法

利用统计学离散趋势分析法，分析心率或 RR 的变异，称为 HRV 的时域分析法。由于该方法简单易实现，因此得到较广泛的应用。

常用的定量指标有以下几个。

（1）SDNN：NN 间期标准差。是 24 小时内 HRV 的总和，包括心率变异中各种频率成分。反映自主神经的总体情况。

（2）SDNN 指数：NN 间期平均差的平均值。

（3）SDANN：NN 间期平均值的标准差。主要反映交感神经张力。

（4）RMSSD：相邻 NN 间期差的均方根。反映迷走神经的张力。

（5）PNN50：相邻 NN 间期的差超过 50 ms 的心搏数占 NN 间期总心搏数的百分比。反映迷走神经的张力。

在临床工作中一般看 SDNN 数值，SDNN ＜ 100 ms 为 HRV 中度降低，SDNN ＜ 50 ms 为 HRV 明显降低。

2. 频域分析法

由于一般的统计学方法在分析 HRV 时存在一定的局限性，因此如不能确定 HRV 中频率成分的变化，则不能定量地衡量交感神经和迷走神经的变化。随着计算机和数字信号处理技术的发展，利用频谱分析测量功率谱密度方法开始应用到 HRV 分析中。

短程 HRV 主要由 3 种频率成分构成：甚低频（very low frequency，VLF），低频（low frequency，LF）和高频（high frequency，HF）。其中 VLF 的生理解释目前还没得到确定。长程 HRV 则增加一个超低频（ultra low frequency，ULF）成分，与时域法不同，频域法采用短程或长程分析的意义不同，短程法可避免暂时影响自主神经活动的因素，所得的结果能反映被检者固有的自主神经活动情况；而长程法则不可能做到，因而其结果只能反映总体的大致情况。

（1）HF 主要是迷走神经兴奋结果，经迷走神经阻断术后 HF 消失。

（2）LF 与血压波动、温度控制、外周血管舒缩兴奋性及血管紧张素等因素有关。LF 反映了压力感受器对血压波动的响应。LF 白天高和 HF 夜间高的节律性变化，这也与人的觉醒与睡觉节律一致。

（3）LF 与 HF 的比值则反映了交感迷走神经平衡性，LF/HF 值增加反映了交感神经兴奋性增强。

（四）儿童心率变异的特点

HRV 基本特点是随年龄的增加而增加，临床考虑主要是由于低龄儿童自主神经功能发育不完善，心迷走神经与交感神经功能不平衡。年龄越小，交感神经的优势越明显，而迷走神经功能相对较弱，故 HRV 参数值降低；随年龄增长，迷走神经发育逐步完善，HRV 值增高。一般认为到 5～9 岁时才趋于完善并具有成人特征。

我们曾经对 344 例小儿 24 小时动态心电图进行心率变异性分析，从新生儿期、婴儿期、幼儿期，到学龄前期、学龄期及青春期，HRV 的时域指标 SDNN 值随年龄增长而增高。新生儿期患儿 SDNN 全部降低，说明新生儿自主神经系统发育还未完善。婴儿期情况基本同新生儿期。幼儿期 SDNN 降低患儿所占比例数为 69.2%，说明大部分患儿自主神经功能发育未成熟；学龄期儿童 SDNN 降低患儿所占比例明显降低，且 SDNN 降低多为器质性心脏病所致自主神经受损。

（五）儿童相关疾病的心率变异分析

1. 非心血管系统疾病心率变异分析

（1）躯体形式自主神经紊乱：一种主要受自主神经支配的器官系统（如心血管、胃肠道、呼吸系统）发生躯体障碍的神经症样综合征，其特征在于明显的自主神经受累。非特异性的症状附加了主观的主诉，以及坚持将症状归咎于某一特定的器官或系统，多见于成人。儿童表现为心血管系统紊乱者较为多见，患儿以胸痛、胸闷、心悸等症状反复就诊，始终无器质性心脏病证据，严重者对生活和学习影响很大。此病患儿迷走神经活性降低，交感神经相对值增高，交感－迷走神经平衡状态失常。

（2）甲亢：甲亢患儿 SDNN 减低主要是心脏自主神经失衡，迷走神经受损，使交感神经与迷走神经活性间平衡破坏，致使交感神经活性相对亢进，它与 β 受体功能亢进症有明显差异。甲亢这种交感神经亢进不能被生理自主神经活性改变而改变，而 β 受体功能亢进可以随生理自主改变而改变。反映在心率上的变化是 β 受体功能亢进症和健康儿童心脏自主神经活性均有昼夜节律变化，而甲亢患儿不仅交感神经占优势，同时迷走神经活性受损，这种改变失去昼夜变化规律。

（3）肥胖：肥胖儿童时域分析指标显示 rMSSD、HF 减少，说明肥胖儿童迷走神经张力降低。SDNN、LF 降低是由单纯因迷走神经张力降低而引起，还是迷走神经与交感神经张力均降低所引起，有待进一步研究。目前肥胖引起迷走神经功能降低的观点是比较一致的。有人认为，在肥胖儿童中，交感神经活动降低促进过多的能量储存，然而迷走神经活动降低仍起到避免体重增加的作用。研究发现肥胖儿童运动锻炼期间心率变异性增高，停止锻炼后心率变异性又复降低，心率变异性与体内总脂肪含量及内脏脂肪含量相关。肥胖儿童的心率变异性降低可能是因为肥胖本身引起，也可能是肥胖儿童运动减少而引起，其真正的原因有待进一步研究。

（4）阻塞性睡眠呼吸暂停低通气综合征（obstructive sleep apnea hyponea syndrome，OSAHS）：儿童阻塞性睡眠呼吸暂停低通气综合征是指睡眠过程中频繁发生部分或全部上气道阻塞，扰乱儿童正常通气和睡眠结构而引起的一系列病理生理变化。

其可引起儿童生长发育迟缓、颅面畸形、认知障碍，注意缺陷障碍、心血管系统并发症等。早期诊断及治疗不仅可明显提高患儿的生活质量，而且可有效预防各种并发症的发生。

睡眠监测作为诊断 OSAHS 的金标准，对技术要求高，耗费人力且价格昂贵，患者预约等候时间长。HRV 的时域和 / 或频域分析有望成为一种初筛 OSAHS 的方法。

首都医科大学附属北京儿童医院睡眠中心曾经做过这方面研究，研究发现，OSAHS 患儿虽然病史短、程度轻，但已经出现交感和迷走神经张力异常及其均衡性的失调。该研究显示，OSAHS 较非 OSAHS 儿童，24 小时 HRV 分析中，SDNN、SDANN 明显减低，提示 OSAHS 儿童的总体 HRV 下降，从而证实了 OSAHS 儿童交感神经张力增高；而 PNN50 显著下降以及 LF/HF 升高，则提示 OSAHS 儿童迷走神经的活性减低，且交感神经与迷走神经活性的均衡性失调。OSAHS 儿童已经出现自主神经功能损害，主要表现为 HRV 时域指标的降低以及 LF/HF 的升高，提示 OSAHS 儿童存在交感神经张力升高，迷走神经张力降低及交感、迷走神经均衡性失调。交感神经兴奋性升高、迷走神经功能减弱以及自主神经功能调节失衡是 OSAHS 儿童血压异常的可能发病机制之一。研究的局限性为入组的轻度 OSAHS 的患儿较多，且病程均相对较短，可能对于心率变异性的影响尚未完全表现出来。儿童处于生长发育的动态阶段，HRV 受到众多因素的影响，个体差异很大，还需进一步研究。

2. 心血管系统疾病心率变异分析

（1）病毒性心肌炎：病毒性心肌炎是儿科常见的器质性心血管疾病之一，与躯体形式自主神经紊乱相比，HRV 的改变截然不同。病毒性心肌炎组 HRV 绝大部分指标均较对照组降低，仅 LF/HF 比值升高，提示交感和迷走神经功能均减低，以迷走神经张力减低更为明显，从而导致交感神经活动相对增强。

（2）良性与病理性期前收缩：良性与病理性期前收缩可使 HRV 时域分析各项指标均明显降低。这说明无论是良性或病理性期前收缩均可使心血管系统自主神经功能失调：良性期前收缩可能系心脏自主神经功能上的紊乱在心脏作用上不平衡，交感神经张力增强，迷走神经张力相应降低；病理性期前收缩可能是迷走神经张力损害，交感神经张力相应增强所致，均可以使 HRV 降低，导致心肌电稳定下降和室性心律失常发生。

（3）儿童阵发性室上性心动过速（paroxysmal supraventricular tachycardia，PSVT）：PSVT 患儿的 SDNN、RMSSD 低于健康儿童，提示 PSVT 患儿存在自主神经功能受损和失衡，主要表现为迷走神经张力降低，交感神经活动则有所增强，提示交感活动增强有可能诱发 PSVT。自主神经系统对心律失常的发生、持续及终止都具有重要作用，近年来越来越受到临床医师的重视。

迷走活动增强可终止或减少 PSVT 发生，而交感活动增强则有利于 PSVT 的诱发和持续。临床上，对部分心动过速发作频繁的 PSVT 患儿可考虑长期服用药物，必要时行射频消融法根治。因此，对 PSVT 患儿进行 HRV 分析，筛选可能出现心动过速频繁发作及发作后易出现血流动力学改变的患儿，将有助于临床医师预测其病情发展并制订合理的治疗方案。

（4）扩张型心肌病：扩张型心肌病患者 LF/HF 显著升高，其余 HRV 指标明显下降。说明 DCM 患儿的总体自主神经功能受损，并且因迷走神经受损更严重，而使交感神经活性相对增强。交感神经的相对激活，一方面使血中的儿茶酚胺类物质增多，将促进心力衰竭的发生发展；另一方面使心肌的应激性增高，更容易发生恶性心律失常。

（5）儿童血管迷走性晕厥（vasovagal syncope，VVS）：儿童血管迷走性晕厥是各种因素触发引起心脏自主神经发生矛盾反射所致的自限性晕厥发作，占儿童不明原因晕厥的 80%。

VVS 是一种自限性晕厥，目前机制尚不清楚，研究多认为它是由各种因素触发引起周围血管扩张、心脏充盈减少，导致心脏自主神经发生矛盾反射，使迷走神经张力增高、交感神经张力下降而引起血压下降、心动过缓，致晕厥发作。直立倾斜试验（head up tilt table test，HUTT）通过体位改变引起静脉过度淤血致回心血量减少，再现晕厥发作，是当前国内外公认的诊断 VVS 的金标准。由于自主神经系统在 VVS 发病中起重要作用，因此研究 VVS 患者自主神经功能已成为研究热点。

根据 HUTT 中血压和心率变化，将阳性反应患儿分为三类。

（1）心脏抑制型：心率陡降，呈现心动过缓，血压无下降。

（2）血管抑制型：血压明显下降，伴心率增快。

（3）混合型：血压及心率均明显下降。

在对成人 VVS 的研究中，年轻晕厥患者多表现为 HF 增加，主要见于心脏抑制型；而老年患者多表现为 LF 增加，主要见于血管抑制型。在对儿童的研究中发现，心脏抑制型患儿较混合型患儿 SDNN 显著降低。

所有晕厥儿童的 LF 明显低于健康对照儿童，这说明 VVS 儿童自主神经系统活动异常，其中以交感神经张力降低更明显。各项指标在不同年龄段差别不明显，说明年龄对 VVS 儿童的 HRV 影响较小。女性的交感神经张力下降较男性更明显。HUTT 不同反应类型的 VVS 儿童，自主神经活动具有相似的变化规律。研究显示晕厥患儿的基础自主神经功能已有改变，其中以交感神经张力降低更明显，进一步证实了 VVS 发病与自主神经调节异常有关。

（王晓丽）

第三节　直立倾斜试验

一、概述

直立倾斜试验是通过调整倾斜的角度使受试者被动倾斜，从而激发和诊断晕厥的一种方法。作为一种临床诊断试验，HUTT 目前已被广泛用于自主神经介导性晕厥中不同血流动力学类型的诊断，是晕厥诊断中的重要客观检查手段。1997 年，北京大学第一医院儿科首次将基础直立倾斜试验（haseline head-up tilt test，BHUTT）用于我国儿童血管迷走性晕厥的诊断，不仅可以客观准确地诊断儿童血管迷走性晕厥，而且根据 BHUTT 中患儿血流动力学指标的变化，明确儿童血管迷走性晕厥的血流动力学反应类型。2004 年，舌下含化硝酸甘油激发直立倾斜试验（sublingual nitroglycerin-provocated head-up tilt test，SNHUTT）在儿童晕厥诊断中开始应用，显著提高了儿童晕厥诊断的敏感性和特异性。

二、HUTT 操作方法

HUTT 包括 BHUTT 和药物激发的直立倾斜试验（如 SNHUTT 及多阶段异丙肾上腺素激发的直立倾斜试验）。

（一）BHUTT

患儿试验前 3 天停用一切影响自主神经功能的药物，试验前禁食，试验环境要求安静、光线暗淡、温度适宜。应用多导生理监护仪监测心电图及血压变化，出现晕厥或晕厥先兆症状时连续记录。首先，患儿仰卧 10 min，记录基础血压、心率、心电图，然后再站立于倾斜床上，倾斜 60°，监测血压、心率、心电图变化及临床表现，直至出现阳性反应或完成 45 min 的全过程。

（二）SNHUTT

在基础直立倾斜试验的基础上，若完成 45 min 试验时，患儿为阴性反应，则令患儿保持在同一倾斜角度下站立在倾斜床上并舌下含化硝酸甘油 4～6 μg/kg（最大量不超过 300 μg），再持续观察至阳性反应后含药 20 min。含药后动态监测血压、心率，并动态描记心电图。

（三）异丙肾上腺素激发的直立倾斜试验

若完成基础直立倾斜试验时，患儿的反应仍为阴性，则令患儿仍站立在倾斜床上并静脉注射异丙肾上腺素，每 2 分钟逐渐增加剂量，剂量范围为 0.02～0.08 μg/kg，持续时间≤ 20 min。当心率达到 150 次 / 分时或患儿出现症状时，终止试验并将患儿放置平卧位，注射后每 1 分钟记录 1 次血压、心率的变化。判断异丙肾上腺素激发直立倾斜试验阳性的标准是患儿在试验的任何阶段出现晕厥或晕厥先兆，伴收缩压的突然下降（下降幅度＞ 40 mmHg）和 / 或心率的突然下降（降至＜ 50 次 / 分），则立即使患儿恢复仰卧位，并记录从试验开始或用药开始直至症状出现的时间。

三、HUTT 阳性反应判断标准

（一）体位性心动过速综合征阳性反应的判断标准

平卧位时心率在正常范围，在直立试验或直立倾斜试验的 10 分钟内心率较平卧位增加≥ 40 次 / 分或心率最大值达到标准（6～12 岁儿童≥ 130 次 / 分，13～18 岁儿童≥ 125 次 / 分）；同时收缩压下降幅度小于 20 mmHg（10.7 kPa，1 mmHg ≈ 0.133 kPa），舒张压下降幅度小于 10 mmHg。同时伴有直立后头晕或眩晕、胸闷、头痛、心悸、面色改变、视物模糊、倦怠、晨起不适，严重时可出现晕厥等症状。

（二）直立性低血压阳性反应的判断标准

患儿在由卧位变为直立体位或在直立试验或直立倾斜试验的 3 分钟内血压持续下降，收缩压下降≥ 20 mmHg 和 / 或舒张压下降幅度≥ 10 mmHg，心率无明显变化。

（三）直立性高血压阳性反应的判断标准

在直立倾斜试验的 3 分钟内血压升高，收缩压增加≥ 20 mmHg 和 / 或舒张压较平卧位增加幅度达到标准（6～12 岁儿童增幅≥ 25 mmHg；13～18 岁儿童增幅≥ 20 mmHg）；或者血压最大值达到标准（6～12 岁儿童≥ 130/90 mmHg，13～18 岁儿童

≥ 140/90 mmHg）。

（四）血管迷走性晕厥阳性反应的判断标准

患儿在 HUTT 中出现晕厥或晕厥先兆伴下述情况之一者为阳性。

（1）血压下降。

（2）心率下降。

（3）出现窦性停搏代之交界性逸搏心率。

（4）一过性二度或二度以上房室传导阻滞及长达 3 s 的心脏停搏。

其中血压下降标准为收缩压≤ 80 mmHg 或舒张压≤ 50 mmHg 或平均血压下降≥ 25%。如患儿未达到以上标准，但已出现晕厥或接近晕厥者仍为阳性。心率减慢是指心动过缓：4～6 岁，心率＜ 75 次 / 分；7～8 岁，心率＜ 65 次 / 分；大于 8 岁，心率＜ 60 次 / 分。晕厥指突然发生的短暂的意识丧失伴不能维持自主体位，但在恢复平卧位后意识可在几秒钟后自行恢复，5 分钟内完全恢复正常。晕厥先兆是指试验中出现面色苍白、出汗、胸闷、过度换气，继之黑矇、听力下降、反应迟钝，但无意识丧失，恢复平卧位后症状消失。其中血压明显下降、心率无明显下降者称为血管迷走性晕厥血管抑制型，以心率骤降为主、收缩压无明显下降者称为血管迷走性晕厥心脏抑制型 心率与血压均有明显下降者称为血管迷走性晕厥混合型。若受试者在试验过程中未出现心率和血压的变化，则结果为阴性。

四、HUTT 的适应证

（1）临床怀疑血管迷走性晕厥、体位性心动过速综合征、直立性低血压或直立性高血压，经其他方法未能确诊者。

（2）需与“假性晕厥”发作（如癫痫、精神心理因素导致短暂性意识丧失）鉴别诊断者。

五、HUTT 的禁忌证

（1）主动脉瓣狭窄或左心室流出道狭窄所致晕厥。

（2）重度二尖瓣狭窄伴晕厥。

（3）肺动脉高压或右室流出道梗阻所致晕厥。

（4）已知有冠状动脉近端严重狭窄。

（5）脑血管疾病。其他已知的器质性心脏病患儿亦应慎重。

（王晓丽）

第四节 心电图运动试验

心电图运动负荷试验是指通过运动增加心脏负荷，常用活动平板运动试验、踏车运动试验，使心肌耗氧量增加，用于冠心病及其他疾病的诊断、鉴别诊断及预后评价的一种检查方法。

心电图运动试验是一种简便、经济和相对安全的无创性检查方法，广泛应用于冠心病及其他心血管疾病的诊断与预后评价。本文拟对心电图运动试验的概况、美国心脏病学会 / 美国心脏协会指南以及进展作一介绍。

1932 年戈尔德哈默（Goldhammer）等提出心电图运动试验有助于诊断心肌供血不

足；20 世纪 40 年代，马斯特（Master）提出二级梯运动试验；70 年代，布鲁斯（Bruce）提出个体目标心率概念，此后心电图运动试验得到广泛应用。1986 年，美国心脏病协会/美国心脏学会制定了首个运动试验指南，经几次修订，于 2002 年公布了最新指南。

运动试验是负荷试验（stress test，还包括药物负荷、运动核素心肌显像、运动超声心动图、起搏负荷等）的一种，目前采用的分级运动试验，主要有两种方式：

（1）活动平板试验，国内外广泛采用。

（2）踏车运动试验，主要特点为经济，占地少，噪声低，身体上部运动少而便于监测记录，但易出现疲劳而难以达到目标心率，运动时应主要避免用力握手柄。以检出心肌缺血为目的的运动试验通常采用亚极量负荷，目标心率定为最大心率（220 —年龄）的 85%～90%。

运动试验的结果应包括对运动耐量、临床症状、血流动力学反应及心电图变化等评价。心电图运动试验的阳性标准为 ST 段水平型或下斜型下移或上抬（不包括 aVR 及有病理性 Q 波的导联）≥ 1 mm，至少持续至 QRS 波终点以后 60～80 ms。运动所致的心肌缺血可表现为心绞痛、ST–T 改变、心功能不全或心律失常等，而运动中心电图提示缺血的主要有 ST 段下移、ST 段抬高、R 波改变以及 U 波倒置等。虽然有研究认为 ST 段心率校正等指标更为准确，但最新指南仍然沿用了原来的标准。

心电图运动试验与冠状动脉造影结合将是诊断冠心病最佳方法。

一、机制

生理情况下，运动时为满足肌肉组织需氧量的增加，心率相应加快，心排血量相应增加，而必然伴随心肌耗氧量增加，冠状动脉血流量增加。当冠状动脉发生病变而狭窄到一定程度时，患者在静息状态下可以不发生心肌缺血，但当运动负荷增加伴随心肌耗氧量增加时，冠状动脉血流量不能相应增加，即引起心肌缺氧，心电图上可出现异常改变。心肌耗氧量与心率快慢、心室大小、室壁张力、室内压力增加速度及心室射血时间有关。在临床上，一般以心率或心率与收缩期血压的乘积来反映心肌耗氧量情况。

根据心肌供血的特点，心率值可反映心肌耗氧量，故提高心率后可暴露心肌缺血。人体运动可分为等长型（isometric，如负重）、等张型（isotonic，如跑步）以及混合型（resistive）。其中等张型运动符合生理特点，也符合运动试验的原理，是运动试验的主要类型。

二、种类

（一）活动平板运动试验

活动平板运动试验是目前的器械运动中引起心肌氧耗量最高的方式，并能人为地控制进程与运动耐量。

（二）踏车运动试验

踏车运动试验达到的心肌氧耗能力比活动平板运动要小，而无充分的“温醒”过程。其优点是仪器设备占地面积小，运动过程中记录的心电图伪差相对较少。

三、运动试验方案

目前有多种运动试验方案可供选择。最广泛应用的是 Bruce 方案、诺顿（Naughton）方案和 ACIP 方案。Bruce 方案为变速变斜率运动，是目前最常用的方案，较易达到预定心率，但儿科患者不易耐受此方法。在儿科多采用改良的 Bruce 方案，即平板速度达到 5.5 km/h 后仅增加坡度以达到运动负荷的增加。

（一）目的

平板运动试验的主要目的是通过运动负荷加重患儿的心肌缺血以达到检查目的。

（二）适用范围

平板运动试验适用于相关检查均正常且可以配合此项检查的学龄前儿童、学龄儿童及青少年。

（三）平板运动试验适应证

（1）帮助诊断诱发胸痛原因。

（2）帮助诊断缺血性 ST–T 改变。

（3）早期检出高血压。

（4）了解运动引起的心律失常。

（5）了解各种和运动有关的症状（如胸闷、心悸）的原因。

（6）评估抗心律失常药物。

（7）了解各种心血管病对运动的反应。

（四）平板运动试验禁忌证

1. 绝对禁忌证

（1）急性心肌梗死（2 天内）。

（2）高危的不稳定型心绞痛。

（3）未控制的伴有临床症状或血流动力学障碍的心律失常。

（4）有症状的严重主动脉狭窄。

（5）临床未控制的心力衰竭。

（6）急性心肌炎或心包炎。

（7）急性主动脉夹层分离。

（8）急性肺栓塞或肺梗死。

（9）急性非心脏性功能失调影响运动试验或被运动试验加剧。

（10）躯体障碍影响安全性或运动量。

2. 相对禁忌证

（1）冠状动脉左主干狭窄。

（2）中度狭窄的瓣膜性心脏病。

（3）血清电解质紊乱。

（4）严重高血压（收缩压＞ 200 mmHg 和 / 或舒张压＞ 110 mmHg）。

（5）快速性心律失常或缓慢性心律失常。

（6）肥厚型心肌病或其他流出道梗阻性心脏病。

（7）高度房室传导阻滞。

（8）精神或体力障碍而不能进行运动试验。

（五）操作规程

1. 患儿准备

医生向患儿家长及患儿做详细的解释工作，说明检查目的、检查过程、检查的安全性，同时也不排除意外的发生。

（1）详细询问病史、体格检查及 12 导联心电图，鉴别有无运动试验的禁忌证。

（2）患儿检查前 1 小时禁食。

2. 环境准备

运动试验室尽量保持室温 20～22℃、湿度 40%～60%，过高或过低的室温和湿度都会影响运动耐力。

3. 皮肤准备

为了得到满意的心电图结果，皮肤准备非常重要。用酒精纱布用力摩擦电极放置部位以除去角质层，选择黏性较高的电极片，电极宜安置在皮下组织少的部位而不易移动。导联线固定好，以免运动时心电图出现伪差。

4. 运动试验过程

（1）采用改良 Bruce 方案，首先作静息心电图或过度呼吸后的心电图，以减少假阳性，测量运动前血压，运动试验期间和运动后，每 2～3 分钟测量 1 次血压，直到运动后 6～15 min，如果运动中出现血压下降，则应随时测量血压。

（2）运动过程中严密观察心电图，每 2～3 分钟记录 1 次心电图，测量 1 次血压。

（3）达到运动终点时，立即记录心电图、血压，以后每 2 分钟记录心电图、血压，直到心电图恢复运动前的标准或接近此标准。大多数活动平板仪均自动记录心电图和血压，一般需要 5～8 分钟，最大可以持续到运动终点后 15 min。

（六）平板运动试验报告内容

（1）应准确填写患儿姓名、性别、年龄（出生年月日）及平板运动试验诊断内容。

（2）应留有运动前、运动中、运动即刻、运动后主要心电图。

目前国内外常用的是以达到按年龄预计可达到的最大心率（maximal heart rate，HR_{max}）或亚极量心率（85%～90% 的最大心率）为负荷目标，前者称为极量运动试验，后者称为亚极量运动试验。运动中持续监测心电改变。运动前、运动中每当运动负荷量增加一次均记录心电图，运动终止后即刻及此后每 2 分钟均应重复心电图记录直至心率恢复至运动前水平。进行心电图记录时应同步测定血压。

（七）诊断结果的判断

1. 运动试验阳性标准

（1）运动中出现典型心绞痛

（2）ST 段水平型或下斜形下移＞ 0.1 mV（J 点后 60 ms）持续≥ 1 min 为运动试验阳性标准。

（3）ST 段弓背抬高≥ 0.1 mV（1 mm）。

（4）运动中或运动后出现严重心律失常，如室速、房扑或房颤、传导阻滞等。

在判断阳性结果时应注意以下影响因素。

①高血压患儿可因长期心脏收缩期负荷过重，继发产生 ST 段下降及 T 波倒置。

②慢性肺动脉高压、肺功能不全者由于缺氧可以合并 ST 段改变。

③药物影响：如奎尼丁、维拉帕米、普萘洛尔、胺碘酮等抗心律失常药物，可减慢心率，减轻 ST 段下降程度而造成假阴性。

④电解质紊乱、贫血等可引起 ST 段下移及期前收缩，应注意鉴别。

⑤自主神经功能紊乱者运动试验易出现假阳性，因此必要时应先做直立试验、倾斜试验或过度通气 30 秒钟，如心电图已出现 ST 段改变，可不必做运动试验。

2. 运动试验可疑阳性标准

（1）ST 段水平型或下斜形下移 0.05～0.1 mV（J 点后 60 ms）持续≥ 1 min。正常儿童运动试验的心电图表现与成人明显不同，其特点有以下几点。

① T 波异常发生率低。

② J 点下降伴 ST 段倾斜向上的多见。

③容易达到较高的最大心率。

④运动中平均血压反应较成人小。

⑤心律失常以窦性心律失常或房性心律失常多见。

运动试验的合并症在小儿很少见，成人资料与运动试验有关的死亡率 0～1/10 万，死因为急性心肌梗死及严重心律失常（室速、房颤、窦性停搏等），其发生均与原发基础心脏病有关。文献报道儿童多级运动试验 2000 例，有 3 例发生室性心动过速伴晕厥，未见死亡病例报道。

（王晓丽）

第五节　经食管心房调搏术

一、概况

经食管心房调搏检查是一项无创性临床心脏电生理的诊断和治疗技术。该方法充分利用食管与心脏解剖关系的特点，将电极导管经鼻腔送入食管内，应用食管调搏仪经放置在食管的电极导管，间接刺激心房和心室、记录体表及食管内心电图以获得心脏各部位的电生理参数进行测量，揭示某些心律失常的发生机制，诊断和治疗某些心律失常等。

二、发展简史

早在 1906 年克里默（Cremer）首先在食管内放置电极导管，首次从食管途径记录到心电活动。1936 年，布朗（Brown）研究了 142 例患者心脏传导障碍和心律失常。1952 年，卓尔（Zoll）首先施行了经食管对心脏的电刺激术。1969 年，波拉克（Burack）将食管心室调搏术应用于临床。1972 年，斯托普斯（Stopesyk）经食管心房调搏测定了不应期。1973 年，莫诺托（Monotoyo）应用食管心房调搏进行心脏电生理检查，并治疗各种快速性心律失常。

我国原苏州医科大学（现苏州大学医学部）蒋文平教授等于 1978 年率先开展对食管心房调搏的研究，并于 1982 年首次报道经食管心房调搏用于窦房结功能检查。此后这项技术发展十分迅速，特别是近些年在仪器设计、电极导管和测量方法等方面都有改进，临床应用范围不断扩大。食管心房调搏属于无创性检查，患者容易接受，安全性强，设备简单，操作方便，可反复应用，不仅用于电生理检查，而且还可以用于治疗，特别适合我国广大基层医院的实际情况。目前这一技术正在我国基层医院迅速普及。

三、食管心房调搏适应证和禁忌证

（一）适应证

（1）严重窦性心动过缓、严重不明的黑矇、晕厥怀疑窦房结房室结功能异常者。

（2）阵发性胸闷、心悸、气急，尤其阵发突止未能记录到心电图者。

（3）安装永久性心脏起搏器前需了解房室传导功能者。

（4）需了解预激综合征旁道电生理特性及阵发性室上性心动过速分型者。

（5）射频消融术前筛选及术后判断疗效。

（6）预防性心房起搏治疗窦性心律失常及终止阵发性室上性心动过速等。

（7）需了解某些心电现象形成机制者。

（8）复杂心律失常标测与分析。

（二）禁忌证

（1）心电图呈严重心肌缺血改变，不稳定型心绞痛或心肌梗死患者。

（2）急性心肌炎、心内膜炎、心包炎以及肥厚性心肌病有流出道梗阻者等。

（3）严重心律失常如高度房室传导阻滞、频发多源室性期前收缩、室性心动过速等。

（4）各种疾病引起的严重心脏扩大、严重心功能不全者。

（5）严重电解质紊乱、心电图 QT 间期明显延长，易诱发扭转型室性心动过速者。

（6）重度高血压患者收缩压≥正常范围 60 mmHg 或舒张压≥正常范围 20 mmHg 以上。

（7）心房颤动者因无法起搏心房而不能进行检查。

（8）食管疾患、食管静脉曲张的患者等。

四、食管法心脏电生理检查操作程序

（一）描记体表心电图

描记患者常规体表心电图，以备对照。

（二）插食管电极

患者平卧位，消毒好的食管电极用液状石蜡涂抹，导管头部略弯一弧度，经鼻孔缓缓插入，到达喉部时可有恶心感。年长儿可嘱其做吞咽动作。年幼儿可镇静。

（三）定位

用中继线连接食管电极导管的尾端，另一端连接心电图胸前导联电极，心电图机调至 V_1 导联。由深而浅缓慢向外拔出导管，同时观察心电图 P 波形态，选择 P 波先正后负或直立，且振幅最高的部位为最佳定位点。定位结束后固定电极。理想定位标准：P 波正负双向，P 波振幅高大，食管心电图基线平稳。

可以按照以下公式来计算导管深度。

年幼儿：身高 ×0.15+7= 导管深度（cm）

年长儿：（身高 +200）÷10= 导管深度（cm）

P 波随导管位置变动而产生如下变化。

（1）心房上区：P 波倒置。

（2）心房区：P 波正负双向振幅较大。

（3）移行区：P 波正负双向振幅较小

（4）心室区：P 波直立振幅小。

（四）连线

（1）撤去心电图胸前导联与食管电极导联的连接，原胸前导联电极按普通方法置于 V_1 导联处。

（2）连接刺激脉冲输出线。可将食管电极导管尾端直接插入一起的输出插座。也可用延长线，一端插入输入插座，另一端连接食管电极尾端。其中黑色夹子接端电极、红色夹子接环电极。

（3）连接心电信号输入线。将心电信号输入线一端插入仪器的心电信号输入插座，另一端的黑线与患者右下肢心电图肢导联电极连接，红线与右上肢心电图电极相连。遇少数肢导低电压，对 R 波感知不良或不能感知，可将红线从右上肢改为与胸前电极连接，置于 V_2 位置。

（五）开机

打开电源开关，应将“输出选择开关”置于“断”位。“输出幅度（V）”置于“0”位。接通电源开关，发放状态指示灯“停止”。数值显示器和单位指示灯亮，一起处于备用状态。

（六）调节感知

1. 感知灵敏度

将感知灵敏度旋钮沿顺时针旋转，发放 S1 S1 连续刺激脉冲。旋钮由低向高缓慢旋转，调至一定程度时，可以听到仪器内发出“嘟嘟”的蜂鸣音。经检查蜂鸣音与示波器上的心跳一致时，表明已能稳定地全部感知 R 波，确认感知正常时将灵敏度再稍微调高一些。

2. 感知不应期

仪器在感知 R 波信号后有一段时间不再感知其他信号，这段时间称为感知不应期。感知不应期设置应长于 RT 间期，短于 RR 间期。通常为 0.3 s 不变。

（七）测定起搏阈值

常用连续起搏法对起搏阈值进行测定，以高于自身心率 10～20 次 /7 分左右频率设定起搏频率（仪器已设定起搏脉宽 10 ms）。开始 S1 S1 刺激后，用输出幅度钮由低向高或由高向低缓慢调节输出电压幅度。从心电图上或心电图波仪上观察起搏效果，确定起搏阈值。能够全部有效起搏心脏的最低电压即为经食管刺激心脏的起搏阈值，通常为 15～25 V。为了保证刺激心脏脉冲能全部有效起搏心房，刺激脉冲电压应高于起搏阈值 2～5 mV。

降低起搏阈值的方法如下：

（1）调整电极位置，使其尽可能贴靠左心房。

（2）交换近远端电极的极性。

（3）使用多电极导管改变两电极的极间距。

（4）采用负极居中，正极分别位于负极的近端和远端两侧的双正极起搏法。

（5）采用四级或六级电极导管。一级为正极，多级为负极的多级起搏法。

（6）如导管老化可更换导管。

仪器调试过程结束，根据检查目的发放各种刺激脉冲。检查全部结束后按停止键，切断电源开关，拔出食管电极导管清洗、消毒备用。

五、刺激脉冲发放步骤

（一）S1 S1 连续刺激

（1）调试仪器备用状态。

（2）扫描步长置“0”位。

（3）输出选择开关选定食管刺激。

（4）食管刺激指示灯亮后将刺激模式键置于 S1 位置。

（5）将显示选择键置于刺激频率位置，通过数字键设定刺激频率后按确认键。

（6）按下 S1 S1 连续键，刺激仪按照设定频率。

（7）按停止键停止。

（二）S1 S1 定时刺激

（1）调试仪器备用状态。

（2）扫描步长置“0”位。

（3）输出选择开关选定食管刺激。

（4）食管刺激指示灯亮后将刺激模式键置于 S1 位置。

（5）将显示选择键置于刺激频率位置，通过数字键设定刺激频率后按确认键。

（6）将显示选择键置于定时位置，通过数字键设定时间后按确认键。

（7）当剩余时间≤ 10 s 时，仪器内部发放的刺激脉冲蜂鸣会改变音调，提醒操作者要记录心电图，倒计时完毕后仪器自动停止发放刺激。

（8）刺激过程中如需停止，按停止键。

（三）S1 S1 定数刺激

（1）调试仪器备用状态。

（2）扫描步长置于“0”位。

（3）输出选择开关选定食管刺激。

（4）食管刺激指示灯亮后将刺激模式键置于 S1 模式。

（5）将显示选择键置于刺激频率位置，通过数字键设定刺激频率后按确认键。

（6）将显示选择键置于定数键，通过数字键设定 S1 S1 刺激数量后按确认键。默认值为 8 个。

（7）按下 S1 S1 定数键，刺激仪按照设定频率发放 S1 S1 倒计数刺激脉冲。计数完毕后仪器自动停止发放刺激。

（8）刺激过程中如需停止，按停止键。

（四）S1 S1 频率递增、递减刺激

（1）调试仪器备用状态。

（2）扫描步长置“0”位。

（3）输出选择开关选定食管刺激。

（4）食管刺激指示灯亮后将刺激模式键置于 S1 位置。

（5）将显示选择键置于刺激频率位置，通过数字键设定刺激频率后按确认键。

（6）第 1 次按下 S1 S1 递增、递减键，刺激仪开始发放在设定频率基础上的逐个频率递增 S1 S1 刺激。

（7）第 2 次按下 S1 S1 递增、递减键，刺激频率停止递增，并以当时递增的频率保持刺激。

（8）第 3 次按下 S1 S1 递增、递减键。刺激频率开始从保持的频率递减。

（9）第 4 次按下 S1 S1 递增、递减键，刺激频率停止递减，并以递减到的频率保持刺激。

（10）第 5 次按下 S1 S1 递增、递减键，刺激频率又开始递增。如此反复。

（11）刺激仪有高频率脉冲输出限制功能，刺激频率达到 256 次 / 分才不再增快。如需要继续增快，可在刺激途中按住“0”不放再按住“9”，听到长音后松开，刺激频率即可继续增快。

（12）刺激过程中如需停止，按停止键。

（五）S1 S2 期前刺激

（1）调试仪器备用状态。

（2）输出选择开关选定食管刺激。

（3）食管刺激指示灯亮后将刺激模式键置于 S1 位置。

（4）将显示选择键置于刺激间期位置，通过数字键设定 S1 S1 刺激间期（起搏频率）后按确认键。

（5）将刺激模式键置于 S2 位置，通过数字键设定 S1 S2 间期，按确认键。

（6）扫描步长视需要选择正扫描或负扫描。

①正扫描：扫描步长选择 +20 或 +10 时，S1 S2 配对间期每次延长 20 ms 或 10 ms。

②负扫描：扫描步长选择 –20 或 –10 时，S1 S2 配对间期每次缩短 20 ms 或 10 ms。

③固定步长：扫描步长置“0”，S1 S2 配对间期不变。

（7）仪器默认 S1 S2 比例为 8∶1，无需设定。即在 8 个基础 S1 刺激后加发 1 个 S2 期前刺激。如需使用 4∶1 刺激，先按住“0”键后按“8”键，听到长音后完成切换。

（8）按下 S1 S2、S1 S2 S3 键，仪器即发放 S1 S2 刺激，每次间隔 5 s，直至达到检查目的。

（9）刺激过程中如需停止，按停止键。

（六）S1 S2 S3 期前刺激

（1）按照 S1 S2 期前刺激方法设定好 S1 S2 间期。

（2）刺激模式键置于 S3 位置，通过数字键设定 S2 S3 间期。

（3）扫描步长设定同 S1 S2 期前收缩。

（4）按下 S1 S2、S1 S2 S3 键开始刺激。扫描时是 S2 S3 间期变化，而 S1 S2 间期固定不变。

（七）RS2 期前收缩

（1）调试机器备用状态。

（2）感知灵敏度调节至正常，可听到与心搏一致的蜂鸣声。

（3）输出选择开关选定食管刺激。

（4）食管刺激指示灯亮后将刺激模式置于 S2 位置。

（5）将显示选择置于刺激间期位置，通过数字设定 S2 刺激间期。

（6）扫描步长设定同 S1 S2 期前刺激。

（7）按下 RS2、R2 R3 键开始刺激。

（8）仪器默认 RS2 比例为 8∶1，无需设定。即在 8 个心动周期后加发 1 个 S2 期前刺激。如需使用 4∶1 刺激，先按住“0”键后按“8”键，听到长音后完成切换。

（八）起搏刺激

在任意状态下按下起搏键，仪器即刻发放 72 次 / 分的起搏频率，不需设定任何参数。

（九）快速终止心动过速刺激（Burst 刺激）

在任意状态下按下 Burst 键，仪器即刻发放 6 次快速刺激来终止心动过速。第一次为 180 次 / 分，第二次为 200 次 / 分，第三次为 250 次 / 分，第四次为 180 次 / 分。以上频率可反复循环。

六、窦房结功能检测

（一）测定窦房结恢复时间（sinus node recovevy time，SNRT）

（1）S1 S2 定时刺激，刺激时间设定 30～60 s。基础起搏频率高于自身心率 5～10 次 / 分。

（2）S1 S1 刺激频率逐渐递增，每级递增 10～20 次 / 分。最高频率不超过 150 次 / 分。

（3）每级刺激后应间歇 2 分钟以上再开始下一刺激。

（4）重复刺激 3 次以上或不再延长。

（5）起搏的同时记录心电图至停止刺激后 10 次心动周期。选用窦性 P 波最明显的导联（如Ⅱ、V_1）。

（6）测量方法。测量每一级刺激的最后一个脉冲信号到第一个窦性 P 波起点之间的时距，取各级刺激后的最大值即为 SNRT。

（7）正常值。800～1500 ms，SNRT ＞ 1500 ms 为阳性，SNRT ＞ 2000 ms 可诊断病态窦房结综合征。SNRT ＞ 5000 ms 为安装心脏起搏器的绝对指征。

（8）停止刺激后停搏时间超过 4000～5000 ms，立即起搏。起搏频率应稍高，逐渐降低直至恢复窦性节律。

（9）结果超过正常值应静脉注射阿托品 0.02 mg/kg 后重复检查。

（二）校正窦房结恢复时间（corrected sinus nodal recovery time，CSNRT）

校正窦房结恢复时间 = 窦房结恢复时间－起搏前 PP 间期

正常值：＜ 500 ms

（三）测定窦房传导时间（sinoatrial conduction time，SACT）

1.S1 S1 定数刺激法（常用）

（1）先记录 10 个窦性周期。

（2）S1 S1 基础刺激频率高于自身心率 5～10 次 / 分。S1 S1 定数刺激 5～10 次。

（3）间隔 20 个窦性周期后重复刺激，反复 3 次。

（4）计算起搏前 10 次窦性周期平均值 P0 P0，5 次 P1 P3 及 P3 P4 平均值（P1 为末次 S1 刺激产生的 P 波，P3 为刺激终止后第一次窦性 P 波，P1–P3 为代偿间期，P3–P4 为刺激停止后第一个窦性周期）。

（5）窦房传导时间。① P1 P3—P0 P02。② P1 P3—P3 P4/2。

2.S1 S2 程控期前刺激法

（1）记录 10 个窦性周期。取平均值做 P0—P1。

（2）S1 S1 基础刺激频率较自身快 8～10 次 / 分。

（3）S1 S2 间期设定略短于 S1 S1 基础刺激周期。

（4）步长 –10 ms 做负刺激。

（5）出现稳定的不完全代偿间歇即可计算窦房传导时间。

（6）窦房传导时间：P2 P3—P0 P0/2。（P1 为 S1 S1 基础刺激产生的 P 波，P2 为心房期前刺激产生的 P 波；P3 为刺激终止后第一次窦性 P 波；P2—P3 为代偿间期；此后的窦性 P 波为 P4、P5 等）。

（四）测定窦房结有效不应期（smus nodal effective refractory period，SNERP）

S1 S2 法程控期前刺激法。

（1）记录 10 个窦性周期，取平均值。

（2）S1 S1 基础刺激频率相当于窦性心律的 90%（较自身心率快 5～10 次 / 分）。

（3）S1 S2 间期设定略短于 S1 S1 基础刺激周期。

（4）步长 –10 ms 做负扫描。

（5）S2 刺激产生的代偿间期突然缩短，及 P2 呈现插入性期前收缩时停止扫描。此时的 S1 S2 间期即为窦房结有效不应期。

（6）正常值：330～430 ms。> 500 ms 为异常。

七、房室交界区功能检测

（一）房室交界区传导功能检测测定房室传导阻滞点

（1）术前明确患儿同年龄正常的 PR 间期最高值。

（2）S1 S1 定时刺激，基础刺激频率略高于自身窦性心律。

（3）分级递增刺激，每级递增 5 次 / 分。

（4）每次刺激 10 秒，间歇 30 秒。

（5）刺激过程中连续记录心电图。

（6）出现 2∶1 房室传导时停止刺激。如心率达到 200 次 / 分仍未出现 2∶1 房室传导，也应停止刺激。

（7）一度房室传导阻滞点。超过 PR 间期正常值上限时的起波频率。文氏型房室传导阻滞点：出现文氏型房室传导阻滞的最低起搏频率。2∶1 房室传导阻滞点：出现 2∶1 房室传导阻滞的最低起搏频率。

（8）正常值。一度房室传导阻滞点≥ 100 次 / 分，文氏点≥ 130 次 / 分，2∶1 房室传导阻滞点≥ 180 次 / 分。

（9）如测定值低于正常值，应注意迷走神经张力增高所致。静脉注射阿托品 0.02 mg/kg，2 分钟后重复上述检查。

（二）房室交界区起搏功能检测

1. 测定房室交界区恢复时间

（1）测定窦房结恢复时间过程中，如停止起搏后首先出现的是房室交界区逸搏或逸搏心律，则最后一次刺激脉冲后的 QRS 波群到第一个房室交界区异搏 QRS 波群的时间为房室交界区恢复时间。

（2）正常值：＜1500 ms。如＞2000 ms 提示房室交界区起搏功能低下，注意双结病变。

2. 校正房室交界区恢复时间

（1）房室交界区恢复时间减去交界区异搏心率平均周期即为校正房室交界区恢复时间。

（2）正常值：＜200 ms。如＞200 ms 提示房室交界区起搏功能低下，注意双结病变。

八、食管法心脏电生理治疗

（一）终止室上性心动过速

1. 短阵猝发刺激

S1 S1 定数刺激，5～10 次，频率 200～300 次 / 分。（首选）

2. 超速抑制

S1 S1 定时刺激，频率高于心动过速频率 20～30 次 / 分，最高超过心动过速频率 50/ 分；时间 2～10 秒。

（二）终止房扑（Ⅰ型）

1. 短阵猝发刺激

S1 S1 定数刺激，5～10 次，频率 300～400 次 / 分。如一次未能转复，可于短时间内反复刺激。

2. 超速抑制

S1 S1 连续刺激，频率为心房扑动频率的 120%～130%，时间 2～10 s。如一次未能转复，可逐步增加起搏频率（每次增加 5～10 次 / 分）或延长起搏时间。

（三）诱发心动过速方法

S1 S1 法：超速抑制，分级递增，短阵脉冲猝发，亚速刺激法。

S2 期前收缩法：RS2，S1 S2，S1 S2 S3。

（王晓丽）

第四章　常见先天性心脏病的心电图

先天性心脏病种类繁多，但是其基本的心血管结构异常有以下几种。

（1）心血管腔室之间的交通异常，引起左向右分流或右向左分流。

（2）局部狭窄引起血流阻碍。

（3）心血管节段错误连接。

心房、心室负荷过重引起的相应心房肥大、心室肥厚心电图，通常反映这些结构异常造成的血流动力学后果。当心室肥厚心电图符合左右心室“压力负荷过重”或“容量负荷过重”的特征时，心电图可以提供支持或反对某种先天性心脏病特殊的血流动力学改变的诊断线索。心房、心室位置的异常或发育不良，以及与先天畸形同时存在的各种传导障碍，使先天性心脏病的心电图表现多种多样，有时其心电图特点还具备十分重要的诊断价值。

第一节　室间隔缺损

室间隔缺损为小儿期最常见的先天性心脏病，其发病率占先天性心脏病总数的20%～30%，可单独存在或与其他畸形并存。正常左心室收缩压明显高于右心室，因而血流通过室间隔缺损自左向右分流，造成肺循环血流量增加，乃至肺动脉压力阻力升高，双侧心室负荷过重。

心电图特点如下：

（1）小型室间隔缺损，左向右分流量少，血流动力学异常不显著，心电图可正常，或仅有Ⅱ导联、V_5导联T波高耸，或左心室高电压等轻度改变。

（2）中等大小的室间隔缺损，左向右分流量加大，病程早期左心系统受累，心电图改变为左心房异常和左心室肥厚（如左心前区导联高R波、深Q波、T波高耸）。中晚期出现双心室肥厚和双心房异常（V_3导联出现高R波和深S波）。

（3）大型室间隔缺损，肺动脉压力中度至重度升高，心电图表现为双心室肥厚；当肺动脉压力、阻力重度升高时，右心室压力升高，左向右分流量减少，左心室肥厚图形消失，可表现为单纯重度右心室肥厚图形（V_1导联R波很高，呈qR型或Rs型，V_5导联S波增深，常无Q波）。

（4）部分室间隔缺损可单纯表现为电轴左偏，可合并一度房室传导阻滞、束支阻滞、房性心律失常和室性心律失常。

从以上心电图表现可看出，心电图检查有助于临床判断室间隔缺损的大小、血流动力学状态以及估计肺循环压力、阻力，因而有助于临床评估病情，选择手术时机。

（王晓丽）

第二节　房间隔缺损

房间隔缺损主要是心房层面的左向右分流，右心房和右心室容量负荷增加，长期可引起肺动脉高压，后续使右心压力负荷增加，多见于女性，男女发病比例为 1∶3。

一、继发孔型房间隔缺损

继发孔型房间隔缺损为常见的先天性心脏病，其发病率各家报道不一，占先天性心脏病的 7.0%～24.6%。继发孔型房间隔缺损位于房间隔中上部，有中央型缺损（卵圆窝型缺损）、下腔型缺损、上腔型缺损（静脉窦型缺损）和混合型缺损四种类型。

心电图特点如下：

（1）缺损较小的患者，心电图可正常。

（2）缺损较大时，右心房负荷过重，右心房异常。

（3）Ⅱ导联、Ⅲ导联和 aVF 导联 QRS 波出现切迹，称为房间隔缺损钩型征。其本质是碎裂的 QRS 波，但这种心电图改变非房间隔缺损所特有。

（4）V_1 导联碎裂 QRS 波，呈 rsr's'、rsR's' 形态，既往称不完全性右束支阻滞。电生理研究证实并无真正的传导延迟，而是右心室扩张后引起的右心室肌延迟激动（典型的不完全性右束支阻滞和完全性右束支阻滞呈 rsr' 和 rsR' 三相波）。

（5）晚期出现右心室肥厚伴电轴右偏。

二、原发孔型房间隔缺损

原发孔型房间隔缺损又称部分型心内膜垫缺损，缺损位于房间隔下部和二尖瓣、三尖瓣环处。由于房室交界区发育异常，常有二尖瓣、三尖瓣和传导束发育异常等，容易导致心力衰竭。

心电图特点如下：

（1）可合并一度房室传导阻滞和束支阻滞。

（2）可出现左心室肥厚（二尖瓣关闭不全时）。

（3）可因右心室肥厚电轴右偏，或左心室肥厚、左前分支阻滞时电轴左偏。

（4）当进展至右向左分流时可出现右心室肥厚和右心房异常。

（王晓丽）

第三节　动脉导管未闭

动脉导管未闭也是小儿期常见的先天性心脏病，发病率占先天性心脏病总数的 10%～20%。动脉导管的粗细和形态也有较大差异，可单独存在或与其他畸形并存。本节主要介绍单纯动脉导管未闭的心电图改变。动脉导管未闭是主动脉向肺动脉的分流，肺循环和左心室容量超负荷，容易出现肺动脉高压。

心电图特点如下：

（1）分流量较小，心电图可无明显改变。

（2）分流量较大时电轴左偏、左心室高电压或左心室肥厚。

（3）肺动脉高压明显时为双心室肥厚。

（4）晚期心电图改变可以为右心室肥厚伴 ST–T 改变。

（王晓丽）

第四节　肺动脉狭窄

肺动脉狭窄包括肺动脉瓣狭窄、瓣下狭窄和瓣上狭窄。肺动脉狭窄自身没有分流，但当右心后负荷增加，右心房压力大于左心房压力时，卵圆孔开放导致右向左分流，导致全身发绀。

心电图表现如下：

（1）轻度狭窄时，心电图可正常或 V_1 导联呈 rsr'、rsR' 等形态，$R/S < 1$。

（2）电轴右偏。

（3）右心室肥厚；V_1 导联呈 Rs 型、R 型、qR 型，$R/S > 1$；严重狭窄时，V_1 导联至 V_6 导联均以 R 波为主，为极度右心室肥厚，占据整个胸前区。

（4）ST–T 改变：严重右心室肥厚时可广泛存在 T 波倒置或 ST 段压低，T 波双向或倒置。

（王晓丽）

第五节　法洛四联症

法洛四联症指室间隔缺损、主动脉骑跨、肺动脉狭窄和右心室肥厚四种畸形，是发绀型先天性心脏病，其中室间隔缺损和肺动脉狭窄最重要。

心电图特点如下：

（1）电轴右偏。

（2）右心房异常。

（3）右心室肥厚。

（4）部分合并房室传导阻滞、完全性右束支阻滞和室内阻滞等。

（王晓丽）

第六节　右位心

右位心是指心脏的大部或全部位于胸腔的右侧，是心脏在胸腔的位置移至右侧的总称。心脏无其他先天性畸形的单纯右位心不引起明显的病理生理变化，也不引起症状，和常人一样可能也患后天性心脏病。但右位心常和较严重的先天性心血管畸形同时存在。右位心一般可分为三种类型，包括镜像右位心、右旋心和右移心。

一、右位心解剖特点

（一）镜像右位心

镜像右位心是由先天因素所致。由于心脏在胚胎发育过程中发生转位，心脏的主体位于右侧胸腔内，其心房、心室和大血管的位置宛如正常心脏的镜中像，常伴有内脏转位，但亦可不伴有内脏转位。

（二）右旋心

右旋心是胚胎发育时期心脏旋转异常引起的一种先天畸形，心脏沿长轴呈逆向转位，转向右胸，心尖虽指向右侧但各心腔间的关系未形成镜像倒转，常合并有大血管转位、肺动脉瓣狭窄和室间隔缺损或房间隔缺损，但不伴有内脏转位，又称孤立型右位心。

（三）右移心

右移心继发于肺部或胸廓病变，出现心脏右移，仅心脏位于胸腔右侧，左右心腔的解剖位置无改变，不伴有内脏转位。

二、右位心心电图特征

（一）镜像右位心

心电图特点如下。

（1）Ⅰ导联、aVL 导联中 P 波、QRS 波、T 波均倒置。

（2）aVR 导联与 aVL 导联图形互换，aVF 导联图形正常。

（3）V_1～V_6 导联 R 波逐渐减小，s 波逐渐相对增深。

为了准确阅读镜像右位心及其可能合并的其他异常心电信息，除常规心电图外还应加做左右手反接的六个肢体导联和 V_1、V_2、V_3 R～V_6 R 导联心电图。在诊断右位心时，需排除操作上的误差，必须和单纯的左右手反接相鉴别。左右手反接时只涉及额面的六个肢体导联的改变，心前区导联没有发生改变，即 V_1～V_6 导联 R 波的递增关系是存在的（无合并房室大小异常）。

（二）右旋心

心电图特点如下。

（1）各肢体导联 P 波极性正常。

（2）Ⅰ导联 QRS 波、T 波倒置，而Ⅱ导联、Ⅲ导联正向。

（3）V_1～V_3 导联的 QRS 波振幅增高，呈 Rs 型或 qR 型，V_5 导联、V_6 导联的 R 波振幅降低。

右旋心者可进行不完全校正，即肢体导联不变，心前区导联吸球 V_1 放 V_6 R 位置、V_2 放 V_5 R 位置、V_3 放 V_4 R 位置、V_4 放 V_3 R 位置、V_5 放 V_1 位置、V_6 放 V_2 位置。

（三）右移心

心电图特点：肺部或胸廓病变导致心脏的位置偏移至右侧，但左右心室的位置并不改变，血液循环的生理关系也正常，心电图中额面电轴右移，波形基本正常，V_4～V_6 导联 QRS 波振幅降低。心电图可不做校正。

镜像右位心、右旋心和右移心心电图表现和校正方法见表 4–1。

表 4–1　镜像右位心、右旋心和右移心心电图表现和校正方法

项目	镜像右位心	右旋心	右移心
额面Ⅰ导联	均倒置（应排除左右手反接）	P1 波直立，T1 波倒置	波形基本正常，电轴右移
横面 V_1～V_6 导联（QRS 波群）	呈 rS 型，振幅逐次降低	V_1～V_3 导联 QRS 波振幅增高，V_5 导联、V_6 导联 R 波振幅降低	振幅递减，尤其 V_4～V_6 导联降低显著

续表

项目	镜像右位心	右旋心	右移心
校正方法	成熟	探索	无法
额面	左右手反接	无法校正	
横面	V_1～V_6导联电极依次置于V_2、V_1、V_3R、V_4R、V_5R、V_6R	V_1～V_6导联电极依次置于V_6R、V_5R、V_4R、V_3R、V_1、V_2	
作用	可校正心脏位置，按常规标准进行分析	仅初步校正横面位置，有助于束支阻滞分析	

三、其他心房、心室位置关系和结构异常

（1）单独存在的心房或心室的倒转：仅2个心房左－右关系异常，P电轴向右下方，但是Q波仍出现在V_5导联、V_6导联，提示2个心室之间的左－右关系仍然保持；或仅2个心室左－右倒置，2个心房之间的左－右关系正常。后者见于纠正型大动脉转位，其P电轴正常，Q波出现在V_3R导联到V_6R导联，常常合并房室传导阻滞。这两种情况心尖朝左或朝右将决定其是左位心还是右位心。换言之，心脏在胸腔左侧时也可以有心脏腔室的位置异常。

（2）心房的结构偶有更为复杂的畸形组合，例如心房位置不定（可为双侧右心房结构，或双侧左心房结构），临床上表现为伴有复杂心血管畸形的“多脾综合征”或“无脾综合征”，心电图复杂畸形。

（3）单心室（又称“单室心”或“心室双入口”）：此畸形的本质是心脏仅有单一的发育完整的心室（为右心室结构或左心室结构）；另一个“心室”发育不全，为缺乏流入道的“心室残腔”。后者通常很小，因而左右心房的血流都引流入同一个主心室。正常Q波（或QRS波的初始向量）是因室间隔的去极化产生的，因此可以预料单心室应有Q波的异常，因为在这种情况下室间隔完全缺如或发育不良。此外，因仅存一个主心室及传导系统异常，相应出现下列心电图异常。

①Q波（或初始向量）异常：各心前区导联均无Q波（见于60%的病例），QRS波初始向量朝前并略向左。各心前区导联均有Q波（见于15%病例），QRS波初始向量朝后并略向右。Q波出现在右心前区导联（V～V_4R），而左心前区导联无Q波（占25%），其初始向量向左向后。

②所有心前区导联的QRS波形态均相似，可为Rs型、RS型或QR型。

③心前区导联电压可为右心室优势、左心室优势或左右心室均优势（左右心前区导联均有高R波）。

④常常合并一度或二度房室传导阻滞、室上性心动过速或预激综合征。

（王晓丽）

第七节　其他常见先天性心脏病

关于其余不同种类的先天性心脏病，仍然可以总结出一些规律性的心电图特征，下面所列举的便是其中主要心电图改变特点。

一、左向右分流型先天性心脏病

（一）肺静脉畸形回流

1. 完全性

电轴右偏，右心室肥厚，右心房肥大。

2. 不完全性

轻度右心室肥厚或右束支阻滞。

（二）房室隔缺损（心内膜垫缺损）

1. 完全性

左前分支阻滞（QRS 电轴左偏），右心室肥厚或双心室肥厚，右心房肥大或双心房肥大。

2. 部分性

一度房室传导阻滞，右束支阻滞见原发孔型房间隔缺损。

二、右向左分流型先天性心脏病

（1）完全性大血管转位。

①室间隔完整：右心室肥厚，右心房肥大。

②合并室间隔缺损和 / 或肺动脉狭窄：双心室肥厚，右心房肥大或双心房肥大。

临床诊断为大血管转位伴有完整的室间隔时，体循环、肺循环血流混合不足，心电图可见右心房肥大、右心室肥厚。对于伴有大量分流的大血管转位病例，心电图可表现为双心室肥厚，但是右心室负荷过重始终是大血管转位的基本心电图特征。

（2）三尖瓣闭锁：左前分支阻滞（QRS 电轴左偏），左心室肥厚，右心房肥大。

（3）永存动脉干：左心室肥厚或双心室肥厚。

（4）肺动脉闭锁（伴室间隔完整）：左心室肥厚。

（5）艾森曼格（Eisenmenger）综合征：右心室肥厚或双心室肥厚。

（6）埃布斯坦（Ebstein）畸形：右心房肥大，右束支阻滞，右心前区导联 QRS 波振幅低小。

三、其他类型先天性心脏病

（1）主动脉狭窄：轻度、中度，左心室正常或肥厚；重度，左心室肥厚或双心室肥厚，常伴有“劳损”。

（2）主动脉缩窄：＜6 月龄患婴，右束支阻滞或右心室肥厚；年长患儿，左心室肥厚、正常，或右束支阻滞。

主动脉缩窄既往被分为二型，即“成人型”（缩窄位于动脉导管开口附近）和“婴儿型”（缩窄位于动脉导管开口近端）。前者在半岁以内心电图呈右束支阻滞图形；后者乳儿期为右心室肥厚图形，1 岁以后均逐渐变为左心室肥厚。如果很早出现左心室肥厚，应怀疑合并其他畸形。

（3）左心发育不良综合征：右心室肥厚。

（4）左冠状动脉异常：起源于肺动脉前侧壁心肌梗死图形（Ⅰ导联、aVL 导联、V_5 导联、V_6 导联出现深 q 波和 T 波倒置）。

应注意本病心电图并非都是如此典型，有的病例仅有Ⅰ导联或 aVL 导联的 Q 波增深，偶见没有异常 Q 波的病例，尤其是年长存活者。

（5）纠正型大血管转位：Q 波在左心前区导联缺如，出现在右心前区导联Ⅲ导联深大的 Q 波，电轴左偏（部分病例有预激综合征 A 型或 B 型、一度房室传导阻滞或三度房室传导阻滞）。

总之，当前先天性心脏病主要依靠超声心动图和心血管造影来确定诊断。一般而言，心电图对先天性心脏病的诊断和病情评估只能起辅助作用。但是对某些病种，心电图的确具有特别的诊断价值。例如，前述的 Q 波分布的规律对纠正型大血管转位和单心室具有提示意义；房间隔缺损电轴右偏或极度左偏对继发孔型和原发孔型有鉴别作用；Ebstein 畸形存在特征性的 P–QRS 波形等。临床上遇见青紫型先天性心脏病左心室肥厚、电轴上偏，应首先考虑三尖瓣闭锁，而一例有发作性呼吸循环窘迫的婴儿心电图有前壁心肌梗死表现，则应高度怀疑左冠状动脉起源于肺动脉的可能。对于其他一些病种，心电图虽然没有确定诊断的价值，但是某些心电图特征的缺如，却可以起到否定诊断的作用，例如完全性大血管转位，右心室承担了体循环的阻力负荷，心电图必有右心室肥厚，缺乏这一征象有助于排除完全性大血管转位的诊断。

（王晓丽）

第八节　心内膜弹力纤维增生症

心内膜弹力纤维增生症分为原发性心内膜弹力纤维增生症和继发性心内膜弹力纤维增生症两种。原发者病因尚未明确，有人认为与病毒感染有关。继发者由于先天性血管畸形血流动力学改变引起局部性心内膜弹力纤维增生症。病理上根据左心室大小，心内膜弹力纤维增生症分为扩张型心内膜弹力纤维增生症和缩窄型心内膜弹力纤维增生症。扩张型心内膜弹力纤维增生症左心室扩大，左心室内膜弥漫性增厚，胶原弹力纤维增生，可累及腱索与瓣膜。左心房、右心室和右心房心内膜可被累及。缩窄型心内膜弹力纤维增生症左心室小，右心室增大，其他病变相同。扩张型心内膜弹力纤维增生症占 95%，缩窄型心内膜弹力纤维增生症占 5%。因心内膜胶原弹力纤维弥漫增生变厚，使左心室收缩和舒张受限，从而发生心力衰竭。

心内膜弹力纤维增生症可能的心电图表现如下。

（1）左心室肥厚（占 75%～85%）。

（2）心肌受累 ST–T 改变及出现异常 Q 波（Ⅰ导联、aVL 导联、V_5 导联）。

（3）左心房肥大或双心房肥大。

（4）房室传导阻滞、束支传导阻滞、预激综合征。

（5）早搏或阵发性心动过速。

（王晓丽）

第五章　心房肥大及心室肥厚

心房、心室肥大时，心肌纤维变粗变长，使心房、心室去极化和复极化的心电向量产生相应的改变，而传导的顺序与正常相同。心电图对心房肥大及心室肥厚具有一定的诊断价值。

第一节　心房肥大

正常心脏激动起源于右心房上部的窦房结，心房去极化先自右心房壁开始，然后传布至左心房，右心房较左心房先去极化完毕。因此，右房肥大时，总去极化时间不延长，仅表现为电压增高，P 波高耸。Ta 波明显，致使 PR 段下降。左心房肥大时，激动传导时间延长，故 P 波增宽而有切迹（图 5–1）。

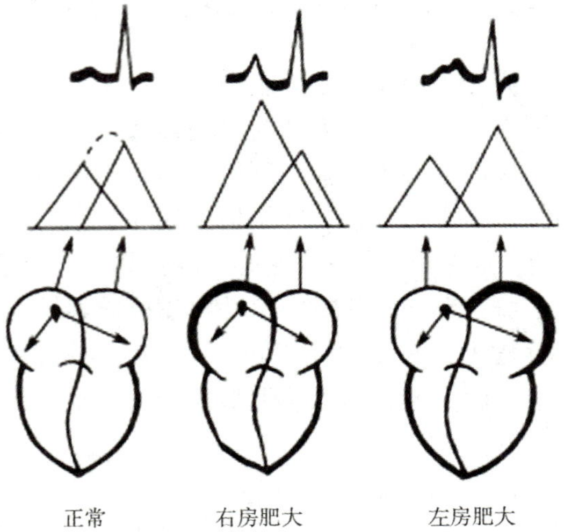

图 5–1　心房肥大示意图

测量 P/PR 段比例，可协助鉴别左或右心房肥大。P/PR 段比值正常值为 1.0～1.6。左房肥大时，P 波时间增宽，PR 段无改变，故 P/PR 段＞ 1.6；右房肥大时，P 波时间正常，PR 段延长，故 P/PR 段＜ 1.0。图 52 解释了心房肥大时 P/PR 比值之变化，当激动自窦房结向心房传导时，相当于 P 波开始的 a 点，激动首先抵达右房使之发生去极化。瞬时后，左房也开始去极化，相当于图中的 b 点。图中的 c 点表示激动已传导至房室交接区。右房去极化结束较早，相当于 d 点，左房结束较晚，相当于 e 点。激动继续传布到心室，引起心室去极化，相当于 f 点。从房室交接区到心室激动过程相当于 c–e 和 e–f 的总时间。e–f 相当于 PR 段，c–e 段与 P 波时间重叠。当右房肥大时，激动自窦房结传至房室交接区的时间延长，使 c 点及 d 点均后延，f 点也相应后延，致 e–f（PR 段）延长，P/PR 段比值小于正常。左房肥大时，窦房结至房室交接区的传导并无影响。但因左房肥大，房内传导延缓，左房去极化结束较晚，P 波时间延长，e 点后延，而 a–f（PR 间期）无改变，故 e–f（PR 段）缩短，P/PR 比值大于正常。双侧心房肥大时，P 波时间及 PR 段均有延长，P/PR 比值无变化。

左房肥大时，V_1 导联 P 波双向（+ –），负向明显。P_{V1} 终末倒置部分振幅与时限之乘积，称终末 P_{V1} 指数，正常小儿 90% 均＜ 0.015 mm · s。左房肥大时终末 P_{V1} 指数＞ 0.015 mm · s。或 P 终末倒置电压＞ 0.1 mV，时间＞ 0.04 s。有人认为此项左房肥大诊断指标较 P/PR 段＞ 1.6 更为准确。

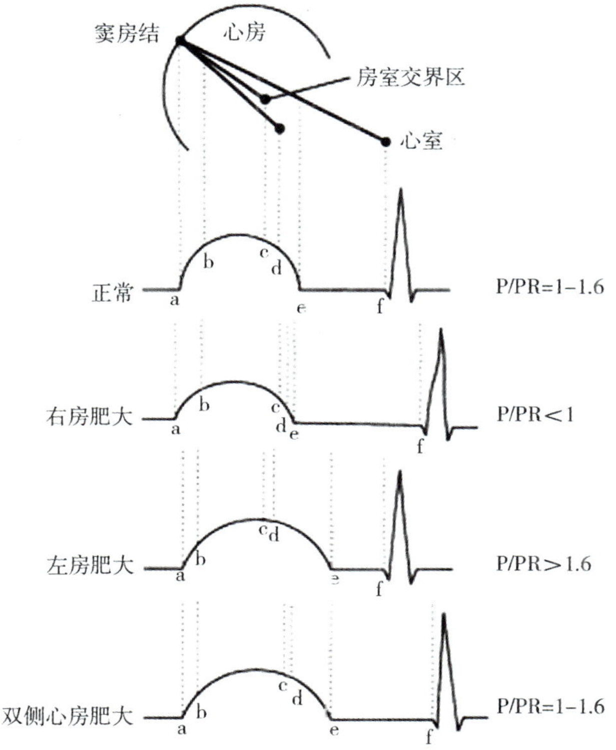

图 5–2　心房肥大时 P/PR 段变化示意图

a. 窦房结的激动传至右房，P 波开始；b. 左房开始去极化；c. 激动传至房室交接区；d. 右房去极化完毕；e. 左房去极化完毕；f. 心室开始去极化；e–f 相当 PR 段；c–e 及 e–f 为激动自房室交接区至心室肌的时间

一、心电图诊断

（一）右心房肥大

诊断依据主要为 P 波电压增高。

（1）P 波高耸，肢体导联Ⅱ、Ⅲ、aVF 最明显，新生儿期电压＞ 0.25 mV，新生儿期后＞ 0.2 mV。右心前区导联（V_1）P 波双向（+ –），正向明显，新生儿期电压＞ 0.20 mV，新生儿期后＞ 0.15 mV。

（2）P–R 段下降，Ⅱ、Ⅲ、aVF 导联较著。

（3）P/P–R 段＜ 1.0。

（4）V_1 导联 P 波起始正向部分的时限大于 0.04 秒也是右心房增大的一个指标。

（二）左心房肥大

诊断依据主要为 P 波时间延长。

（1）P 波增宽，成人＞ 0.11 s，婴儿＞ 0.09 s，儿童＞ 0.10 s，P 波有切迹（双峰），切迹间距离＞ 0.04 s，婴儿＞ 0.03 s。

（2）V_1 导联 P 波双向（+ –），负向明显。终末 P_{V1} 指数＞ 0.015 mm · s，或 PV_1 终末倒置电压＞ 0.1 mV，时间＞ 0.04 s。

（3）P/PR 段＞ 1.6。

（4）左心房肥大的双峰 P 波在Ⅰ、Ⅱ、aVL、V_4、V_5、V_6 导联最典型。

（三）双侧心房肥大

去极化仍是右心房在先，左心房在后，右心房和左心房去极化时间均延长，各自增大的去极化向量均显示出来，而不相互抵消。具有左、右心房肥大的特点，P 波电压成人＞ 0.25 mV，小儿新生儿期后＞ 0.2 mV。P 波时间成人＞ 0.11 s，婴儿＞ 0.09 s，儿童＞ 0.10 s，P/PR 段正常。

二、临床意义

（一）右心房肥大

常见于先天性心脏病，如房间隔缺损、肺动脉瓣狭窄及法洛四联症等，故高耸的 P 波称先天型 P 波。肺源性心脏病也出现右房肥大，故又称肺型 P 波。阵发性室上性心动过速合并充血性心力衰竭，当心律转为正常窦性心律时，可见一过性右房肥大。

2. 左心房肥大

左房肥大或房内传导阻滞常见于风湿性二尖瓣狭窄，故又称二尖瓣型 P 波。除二尖瓣病变外，尚见于动脉导管未闭、室间隔缺损及心内膜弹力纤维增生症等。P 波形态变化与心房扩大的程度不一定成比例。心房肌有纤维化改变，可发生房内传导阻滞，故 P 波电压不高，而传导时间延长。

（王晓丽）

第二节　心室肥厚

左心室或右心室肥厚一般不累及心脏传导系统，只是心室壁肥大扩张。心室去极化的顺序不发生明显的改变，而心室去极化面的方向和大小受到影响。心室壁自内膜向外膜去极化的时间也将延长。由于去极化过程发生变化，复极化过程也有相应的改变。因此，左、右心室肥厚到一定程度时，心室肌可能产生相对的缺血、纤维化等组织学改变，复极化过程既有继发性改变，也多伴有原发性改变，在不同导联的心电图中可以看到 QRS 波、ST 段及 T 波常可出现典型的改变。5 岁以内小儿，右心室占优势，婴儿期尤为明显，小儿心室肥厚的心电图诊断应结合各年龄组 QRS 波的正常范围。婴儿期右室占优势的正常心电图形，如出现在年长儿则可能为右心室肥厚。相反，左室占优势的图形在较大儿童为正常，如出现在婴儿期则为左室肥厚。

一、左心室肥厚

（一）左心室肥厚心电图形产生机制

左心室肥厚时，心室的去极化顺序并不发生明显的改变，左心室去极化时所产生的QRS波的振幅（电压）较正常增高。由心室心内膜到外膜激动传导时间也相应延长，因此QRS时间略有延长。正常时，心室复极化由心外膜开始。心室肥厚时，心室去极化波振幅增高，时间延长，复极化顺序和正常不同，当去极化尚未到达心外膜时，复极化已从心内膜开始，故产生ST段下降及T波倒置，即所谓继发性ST-T改变。另外，心肌肥厚时可能发生相对的缺血及纤维化等改变，故复极化过程不但有继发性改变，也多伴有原发性改变。

1.QRS-T环的改变

解剖上，正常左心室位于心脏的左后面，右心室位于右前面。左室肥大时，右室完全去极化后，左室仍继续去极化，去极化面及其产生的综合心电向量增大，心肌自心内膜向心外膜去极化时间也因室壁增厚而延长。左室肥厚产生的向左后去极化面及综合心电向量增大，在心向量图上表现为QRS环体增大，增大的部分主要向左后方，QRS环的运行时程延长。但整个心室的去极化程序基本上与正常相似，QRS的初始向量大都向前向下，略偏右，以后向量转折向左向后偏上逆时针运行进入QRS环的主环中，然后回到0点或J点，构成整个QRS环。环的外形光滑，QRS环的最大长度与宽度比正常大，环的运行时间也较正常为长。额面QRS环体偏左下方，横面QRS最大向量指向左后。重度左室肥厚时，T环方向改变，可与QRS环方向相反

横面QRS环在心前区导联上的投影，在V_1、V_5导联轴上分别表现为S_{V1}加深，$R_{V5、V6}$增高。一部分病例有室间隔的肥厚，使初始向量也相应增大，在V_5导联出现较深的Q波。

额面QRS向量环在肢体导联上的投影，因向量环向左增大，投影在Ⅰ、aVL导联轴的正侧与Ⅲ导联轴的负侧，故$R_{Ⅰ、aVL}$增高，$S_{Ⅲ}$加深，心电轴左偏，一般不超过−30°。有的额面QRS向量向左下增大，投影在Ⅱ、Ⅲ、aVF导联轴的正侧，故$R_{Ⅱ、Ⅲ、aVF}$增高，心电轴正常。

2.ST-T改变

正常QRS向量环的末端回到0点，因而没有ST向量，而左室肥厚时，QRS环的末端可以不回到0点而终止于J点。0点到J点的连线形成ST向量，它背离QRS环的方向，指向右前或后下方。T环在轻度左室肥厚时方位不变，与正常一样，重度左室肥厚时，T环与QRS方位相反。以上改变在心电图上表现为V_5、V_6导联的ST段下降，超过0.05 mV，T波倒置。V_1、V_2导联则ST段上升，T波直立。肢体导联上QRS波形与V_5、V_6导联相似者，ST-T改变相仿。与V_1导联相似者，ST-T改变亦相仿。

（二）左室肥厚心电图诊断

诊断主要依据心前区导联QRS-T的改变。如V_1、V_5呈BS型，应加做V_3R、V_4R、V_6、V_7导联。

（1）心前区导联。

① 3 岁以下 R_{V5} 或 $R_{V6} > 3.0$ mV，3 岁以上 > 3.5 mV。如 $R_{V6} > R_{V5}$ 则诊断左室肥厚更可靠。

② $S_{V1、V2} > 2.0$ mV。

③ $R_{V5} + S_{V1}$：3 岁以下 > 4.5 mV，3 岁以上 > 5.0 mV。

④ V_5 导联 ST 段下降，T 波倒置（出生 5 天之内的新生儿例外）。

⑤ V_5、V_6 导联 Q 波较深 > 0.45 mV，T 波高且前、后肢对称。

（2）标准导联。

① $R_{Ⅱ}+R_{Ⅲ} > 4.5$ mV。

② $R_{Ⅰ}+S_{Ⅲ} > 3.0$ mV。

（3）单极肢体导联。

① $R_{aVL} > 2.0$ mV。

② $R_{aVF} > 2.5$ mV。

（4）心电轴轻度左偏或中度左偏，单纯左室肥厚心电轴左偏一般不超过 −30°。

（5）左心室壁激动时间延长 > 0.04 s。

正常小儿 QRS 波电压较成人高，以上左室肥厚心电图依据较适用于年幼儿童，年长儿则可参考下列成人左室肥厚的心电图诊断数据：$R_{Ⅰ} > 1.5$ mV，$R_{Ⅱ} > 2.5$ mV，$R_{Ⅲ} > 1.5$ mV，$R_{aVL} > 1.2$ mV，$R_{aVF} > 2.0\ mV_1$，R_{V5} 或 $R_{V6} > 2.5$ mV；如 $R_{V6} > R_{V5}$，则诊断左心室肥厚更可靠。$R_{V5}+S_{V1} > 3.5$（女）～4.0 mV（男），$R_{Ⅱ}+R_{Ⅲ} > 4.0$ mV，$R_{Ⅰ}+S_{Ⅲ} >$ 2.5 mV。

（三）临床意义

（1）左室肥厚常见于以下心脏病：室间隔缺损、动脉导管未闭、主动脉结狭窄、主动脉缩窄、右室发育不良，心肌病、心内膜弹力纤维增生症、二尖瓣关闭不全、主动脉瓣关闭不全及高血压病等，提示收缩期负荷过重及舒张期负荷过重的心电图诊断。心室排血阻力增加，室内压力升高导致心室收缩期负荷过重，心室肥厚较著。舒张期心室血容量增加，导致心室舒张期负荷过重，心室扩张较著。左室收缩期负荷过重见于主动脉瓣狭窄及主动脉缩窄等心脏病，心电图呈现 V_5、V_6 导联 QRS 波电压增高，ST 段下降及 T 波平坦或倒置。左室舒张期负荷过重，见于动脉导管未闭及主动脉瓣关闭不全等心脏病，心电图呈现Ⅱ、Ⅲ、aVF、V_5、V_6 导联 T 波高尖及 ST 段上升。左室收缩期负荷过重的心电图改变，较 X 线心影改变更为敏感。

（2）根据心电图上 QRS 波电压增高，心电轴左偏，QRS 波时间延长及 ST–T 改变，对有左室肥厚患儿往往可以作出正确的左室肥厚心电图诊断。心电图左室肥厚的诊断分为三类：单有 QRS 波电压增高，或合并心电轴左偏、QRS 波时间延长，称为左室肥厚；QRS 波电压无增高，只有 ST–T 改变，称为左室劳损；若并有 QRS 波电压增高及 ST–T 改变，称为左室肥厚及劳损。诊断左室肥厚的几项指标中，QRS 波电压增高最为敏感，但特异性差。左室高电压往往是左室肥厚的早期改变，需要谨慎观察。部分小儿的胸壁薄，左室较靠近胸壁，QRS 波电压也可增高。尸检材料分析显示，心电图诊断为左室肥厚与尸检结果相符约 75%。

（3）如只具有 R_{V5} 或 $R_{V6} > 3.0$ mV 及 R_{V5} 或 $R_{V6}+S_{V1} > 5.0$ mV，而无其他心电图改变，

临床又无左室肥厚的根据，可诊断为左室高电压。

（4）左室肥大与完全性左束支传导阻滞的心电图鉴别：完全性左束支传导阻滞 V_5 导联呈 R 型，R 波宽钝有错折，一般无 q 波及 S 波，偶见有极小的 q 波。V_1 导联呈 Qs 型或 S 型，r 波极小，S 波宽钝有错折。而左室肥大主要有电压增高，V_5 有小 q 波为其特征。

（5）左室肥大伴完全性左束支阻滞：V_5、V_6 导联 R 波进一步增高，q 波消失，Ⅰ、aVL、V_5、V_6 导联呈单向 R 波，ST–T 改变的程度加重。

（6）左室肥大伴左前分支阻滞：QRS 电轴重度左偏 –90°～–30°，Ⅰ、aVL 导联呈 qR 型，$R_{aVL} > R_{Ⅱ、Ⅲ、aVF}$，呈 rS 型。胸前导联呈左室肥大图形。

（7）左室肥大伴完全性右束支阻滞：具有两者同时存在的心电图特征。

（8）左室肥大与 B 型预激综合征的心电图鉴别：B 型预激综合征有 PR 间期缩短，QRS 波起始部粗顿有预激波，常并发阵发性室上性心动过速。左室肥大电轴左偏，无 PR 间期缩短，QRS 波起始部无预激波，$R_{V5、V6}$ 电压增高等。

二、右心室肥厚

（一）右室肥厚心电图形产生机制

右室肥厚图形产生的主要原因为右室壁肥厚，左、右心室厚度的比例改变。正常情况下，左室壁比右室壁厚。当右室轻度肥厚时，其去极化时产生的电动力被左心室去极化向量所抵消，心电图改变不明显。在重度右室肥厚时，尤其在婴儿期，右室壁的厚度可超过左室。因此，在左室完全去极化以后，右室去极化仍继续进行，右室位于心脏的右前面，心室综合向量继续向右前下方，心电轴显著右偏。右心前区导联 R 波电压增高，而左心前区导联 S 波加深。

1.QRS–T 环的改变

因左右室解剖的相互关系，右室位于心脏的右前方。右室肥厚时，横面 QRS 环的改变较为明显，环体多显著向右前突出，向左后伸延很小或完全不伸延，投影在 V_1 导联轴的正侧和 V_5 导联轴的负侧。右室轻度肥厚时，QRS 环起始部分向右前，呈顺时针运行，环体大部分位于前侧及右侧，终末向量顺转至右前；T 环向左；V_1 导联表现为 rSR' 型，R' 波增高；T 波倒置；V_6 导联 S 波加深，T 波直立。右室重度肥厚时，QRS 环向右前延伸，环体顺时针运行，T 环向左后；V_1 导联表现为 R 型，T 波倒置；VA 导联为 S 型，T 波直立。如 QRS 环起始部分稍向左前，QRS 综合向量向右侧，则 V_1 导联出现 qR 型。在慢性肺源性心脏病患者中，有时右室肥厚的 QRS 环大部分位于右后方，呈顺时针运行，则心电图 V_1～V_6 均为 rS 型，额面 QRS 环呈顺时针运行，QRS 综合向量多数向右下或右上，投影在 aVR 导联的正侧，故 aVR 出现 qR 型，R 波电压增高，R/Q 或 R/S > 1。在标准导联上的投影是在Ⅰ导联的负侧和Ⅲ导联的正侧，表现为Ⅰ导联的 S 波加深和Ⅲ导联的 R 波增高，即电轴右偏。有时在Ⅰ、Ⅱ、Ⅲ导联中都有 S 波（3 S 型）。

2.ST–T 改变

右室肥厚时，同样可以产生继发性及原发性 ST–T 改变。QRS 环的末端不回到 0 点，形成 ST 段向量，ST–T 向量向左后偏移，故出现 ST_{V1} 下降及 T_{V1} 倒置，而 $T_{V5、V5}$ 往往直立。

（二）右室肥厚心电图诊断

1. 小儿右室肥厚的心电图诊断

临床诊断小儿右室肥厚，必须结合小儿不同年龄组的心电图特点。在新生儿或婴儿期属于正常的心电图，对儿童则为显著异常。图 5–3 为右心室肥厚心电图及向量图。

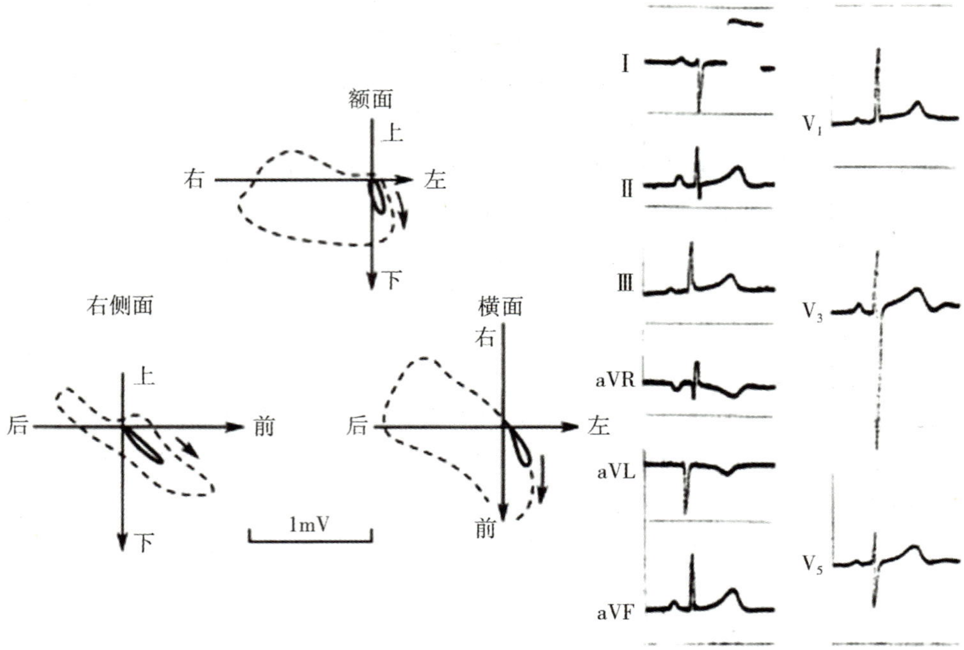

图 5–3　右心室肥厚心电图及向量图

男，8 岁，法洛四联症，心电图示心电轴 +145°；QRS 波 aVR 导联呈 qR，R/Q＞1；V1 呈 RS 型，R/S＞1.5；V5 呈 rS 型，R/S＜1，TV1 直立。向量图示 QRS 环最大向量及面积位于右前下。心电图及心向量诊断为右心室肥厚

（1）心前区导联。

① 3 月龄以后 R_{V1}＞1.7 mV，QRS 呈 rSR' 型，R'＞1.5 mV。

② V_3 R、V_1 呈 qR 型。

③ V_1 导联 RS 比值异常，各年龄分别超过下列比值：3～6 月龄＞7.2，6～12 月龄＞5.1，1～2 岁＞4.6，2～3 岁＞2.6，3～5 岁＞1.9，5～10 岁＞1.4，10～14 岁＞1.1。

④ 5～12 岁，T_{V1} 一般倒置，如呈直立。提示右室压力增高。

⑤ 3 岁以内 SV＞1.5 mV，3 岁以后 S_{V5}＞0.9 mV。3 个月以后 V_5 导联的 R/S＜1。

（2）标准导联。

①新生儿期后心电轴＞+135°。

②Ⅰ、Ⅱ、Ⅲ导联 S 波较深。

（3）单极肢体导联。aVR 导联 2 月龄以后 RS 或 R/Q＞1。R_{aVR}＞0.5 mV。

（4）右侧胸前导联 ST–T 改变。

（5）右心室壁激动时间延长＞0.03 s。

新生儿期右室占优势明显，诊断右心室肥厚可参考以下心电图改变。

①右心前区导联 R 波超过正常范围。

②左心前区导联 S 波超过正常范围。

（3）T_{V1} 直立（出生 5 天后）。

（4）右心前区导联呈 qR 型。

（5）心电轴右偏＞ +180°。

2. 年长儿右室肥厚的心电图诊断

年长儿右室肥厚心电图诊断可参考下列成人右室肥厚的心电图诊断数据。

（1）R_{V1} ＞ 1.0 mV，$R_{V1}+S_{V5}$ ＞ 1.2 mV，R_{aVR} ＞ 0.5 mV，V_1 导联 R/S ＞ 1，V_5、V_6 导联 R/S ＜ 1。

（2）心电轴＞ +110°。

（3）V_1 呈 RS、RsR'、Qr 或 rsR' 型。

（4）右侧胸前导联 ST–T 改变。

（5）右心室壁激动时间延长＞ 0.03 s。

（三）临床意义

（1）右室肥厚见于以下心脏病：肺动脉瓣狭窄，继发孔型房间隔缺损、法洛四联症、三尖瓣下移、大动脉错位、原发性肺动脉高压、肺心病、单干动脉、完全性肺静脉畸形引流、婴儿型主动脉缩窄及左室发育不良综合征等。右室肥厚的心电图改变以 V_1 导联呈 qR 型或 R 型为最严重，Rs 型次之，rSr 及 rsR' 型最轻。右室肥厚心电图改变分为两种类型。

①右室收缩期负荷过重，心电图的特点为右心前区导联呈 qR、R、rsR' 或 Rs 型，ST 段下降，T 波倒置，左心前区导联 S 波加深，T 波直立，是重度右室肥厚的表现。常见于重症肺动脉瓣狭窄及法洛四联症等，其病理基础常为右室流入道与流出道普遍肥厚与扩张。

②右室舒张期负荷过重，心电图的特点为右心前区导联是 rsR' 型，R' 波大于 r 波，S_{V5}、S_{V6} 加深。既往认为这种类型的心电图改变是不完全性右束支传导阻滞，现已证明 V_1 导联的 R' 波是由室上嵴肥厚产生的一个较大的向右终末向量引起，为轻度右室肥厚的表现。如右室肥厚进一步发展，右室间隔与右室流出道出现肥厚，rsR' 型心电图可转变为 R 型。此型改变常见于继发孔型房间隔缺损，有时也可见于二尖瓣狭窄等右室收缩期负荷过重的病例。其病理基础多为右室流出道，主要是室上嵴肥厚。

右室肥厚 V_1～V_6 导联均呈 S 波，常为中度右室肥厚。

（2）由于小儿右室占优势，右室肥厚心电图诊断指标在婴儿期可为正常情况，故应参考各年龄组之正常值，并结合临床情况诊断。当心电图出现如下情况时诊断右室肥厚可靠性大。

① V_1 呈 qR 图形。

②出生 5 天～4 岁 T_{V1} 直立。

③心电轴右偏＞ +180°。

（3）右室肥厚心电图诊断和病理对照的符合率有很大差别，而对先天性心脏病符合率较高，可达 86%～100%。其原因可能是以下几种：

①右室肥厚比较严重。

②右室压力或肺动脉阻力较高。

③常不伴有左室肥厚。

（4）右室肥厚与完全性右束支阻滞的鉴别诊断：完全性右束支阻滞 V_1 呈 rsR' 型或 R 波宽钝错折，S_{V5} 宽钝，但不增深。电轴正常。右室肥厚 S_{V5} 增深。电轴右偏。

（5）右室肥厚合并完全性右束支阻滞。QRS 波时限增宽，R'_{V1} ＞ 1.5 mV，电轴＞ +120° 。3 岁以内 S_{V5} ＞ 1.5 mV，3 岁以后 S_{V5} ＞ 0.9 mV。3 个月以后 V_5 导联的 R/S ＜ 1。aVR 导联 2 个月以后 R/S 或 R/Q ＞ 1。

（6）右室肥大与 A 型预激综合征的心电图鉴别：A 型预激综合征有 P–R 间期缩短，QRS 波起始部粗顿有预激波，常并发阵发性室上性心动过速。右室肥大电轴明显右偏，S_{V5}、$_{V6}$ 电压增高等。

三、双侧心室肥厚

心电图有三种表现。

（1）大致正常的心电图。因左、右两侧肥厚的电压改变互相抵消，以致呈现一种大致正常的心电图，或者只有一些非特异性的 ST 段及 T 波改变。

（2）左室或右室肥厚一侧的电压大于另一侧，心电图往往表现为一侧心室肥厚的图形特征，另一侧心室肥厚的图形被掩盖。

（3）双侧心室肥厚心电图具有左室及右室肥厚的改变。有 10%～30% 双侧心室肥厚的患者，心电图上呈现双侧心室肥厚的特点。心电图诊断如下：

①心电图呈现右室肥厚的图形，而 S_{V1} 或 R_{V5} 超过正常范围。或电轴左偏。

②心电图具有左室肥厚的图形，而 V_1 导联 R 波增高或 R/S ＞ 1，aVR 导联 R/Q ＞ 1 或心电轴右偏。或显著的顺时针转位。

③ V_3、V_4 呈 RS 型，R+S ＞ 6.0 mV。

（王晓丽）

第六章　正常窦性心律与窦性心律失常

窦房结是心脏的最高级或一级起搏点，凡是心脏的激动发源于窦房结引起的心律，称为窦性心律。窦性心律可分为两大类，即正常窦性心律及窦性心律失常。后者包括窦性心动过速、窦性心动过缓、窦性心律不齐、窦房结游走性心律、窦房阻滞、窦性静止及病态窦房结综合征。窦性心动过速及窦性心律不齐是小儿最常见的心律失常，常见于正常小儿，多无病理意义。

窦房结本身发放激动所产生的电位影响极为微弱，体表心电图不能描记到，故不能从心电图中直接观察窦房结激动的频率，但窦房结激动传到心房，产生 P 波，继而传到心室产生 QRS 波，故测量 P 波或 R 波的频率可间接反映窦房结的电活动。

直接测窦房结心电图较困难，而且图形不清晰。通常采用间接方法检查窦房结的起搏和传导功能，即测定窦房结恢复时间（SNRT）和窦房传导时间（SACT）。将电极导管插入右房或食管下端，进行程控快速调搏，并连续记录常规心电图及心房内或食管心电图，然后突然中止调搏。自最后一个调搏到第一个窦性 P 波的时间即为 SNRT。因 SNRT 受自身心动周期（SGL）的影响，测校正窦房结恢复时间（CSNRT），即 SNRT 减 SCL 较为准确，而且不受年龄影响。同样方法连续心房调搏，可测得 SACT。既往有文献报道经食管心房调搏方法测定正常儿童的 SNRT、CSNRT 及 SACT，正常范围分别为（913.3 ± 139.7）ms、（243.7 ± 51.3）ms 及（102.5 ± 18.6）ms，其正常上限分别为 1200 ms、350 ms 及 140 ms。由于窦房结受自主神经支配，不同年龄组以及个体之间窦性心率差异很大，应用普萘洛尔和阿托品可阻断交感和迷走神经的影响。经阻滞后窦房结固有心率及 SNRT 均较用药前减小，SCL 与 SNRT 相关程度密切，并求得 SNRT 正常范围公式如下：常规测定 SNRT=1.51 SCL+300 ms，用阻滞剂后测定 SNRT=1.568 SCL ms。

第一节　正常窦性心律

一、正常窦性心律及其发生机制

（一）窦性 P 波形成机制

目前临床上只能记录到心房或心室的激动电位，还不能直接记录窦房结电位。因此，窦性 P 波的诊断标准是心房电位激动来自右心房的右前上，并向左后下即向后下经过后－中结间束传到整个右心房，向左经过房间束传到左心房。心房电轴由右前上指向左后下，即心电图 P 波Ⅱ导联直立和 aVR 导联倒置即可诊断或推理诊断为窦性 P 波。但是 $P_{Ⅱ}$直立，P_{aVR} 倒置的心房电活动，可以源自窦房结或心房右前上部的异位心律。后者极少见，常伴房性心动过速的特点，可以和正常窦性心律区别。因此临床和心电图窦性 P 波的诊断标准，仍以 $P_{Ⅱ}$直立，P_{aVR} 倒置进行诊断。

（二）正常窦性心率的范围和变化

窦房结位于右心房的右前上和上腔静脉交界处的外上方，由窦房结起细胞（P 细胞）和传导细胞（T 细胞）组成。P 细胞产生激动的频率受自主神经的调节，交感兴奋心率变快，副交感兴奋心率变慢。正常窦性心率的理论范围是 60～100 次 / 分，但是国内调查结果正常成人为 55～90 次 / 分。少数情况，尤其重体力劳动者和运动员白天可以出现 50～55 次 / 分，晚上可为 40～55 次 / 分。

二、心电图诊断

（一）窦性 P 波

$P_{Ⅰ、Ⅱ、aVF、V5}$ 直立，aVR 倒置。

（二）PP 间隔相当固定

P 波按规律发生，PP 间隔可有轻度不规则，但各 PP 间隔之间的差距不应超过 0.12 s（或 0.16 s）。

（三）PR 间期不小于正常的低限

小儿 PR 间期随年龄及心率而变化，PR 间期不应短于正常的低限。

（四）频率正常

小儿窦性心律的频率较成人快，不同年龄组窦性心律的范围见表 6–1 及表 6–2，两份资料数字相近，后者经统计学处理。有学者认为心率超过 95% 栏者为窦性心动过速，小于 5% 栏者为窦性心动过缓。通常采用的正常范围：1 岁以内 80～140 次 / 分，1～6 岁 80～120 次 / 分，6 岁以上 60～100 次 / 分。

表 6–1　各年龄组心率的平均值及最小值、最大值

	心率 /（次 / 分）		
年龄	平均值	最小值	最大值
出生～1 天	115.9	81	159
1～7 天	127.1	98	162
7 天～1 月值	145.8	111	193
1～3 月值	139.0	113	176
3～6 月值	123.2	98	168
6～12 月值	117.8	91	164
1～3 岁	109.1	83	158
3～5 岁	97.0	78	125
5～8 岁	90.0	65	125
8～12 岁	87.3	65	115
12～16 岁	79.4	57	123

表 6–2　各年龄组心率的范围

	心率 /（次 / 分）					
年龄	最小值	5%	平均值	95%	最大值	标准差
出生～1 天	85	94	119	145	145	16.1
1～7 天	100	100	133	175	175	22.3
7 天～1 月值	115	115	163	190	190	19.9
1～3 月值	115	124	154	190	205	18.6
3～6 月值	115	111	140	179	205	21.0
6～12 月值	115	112	140	177	175	18.7
1～3 岁	100	98	126	163	190	19.8
3～5 岁	55	65	98	132	145	18.0
5～8 岁	70	70	96	115	145	16.1
8～12 岁	55	55	79	107	115	15.0
12～16 岁	55	55	75	102	115	13.5

三、临床意义

（1）心电图上有一系列规律的正常形态 P 波，即可诊断为窦性心律。规律发生的 P 波中可夹杂有异位搏动，或 P 波之后不继以 QRS 波，但基本心律仍是窦性心律。正常窦性心律并不表明心脏正常。

（2）呼吸动作可使心脏的位置发生轻度改变，因而引起 P 波变化。如 $P_{Ⅲ}$在呼气时可为倒置，吸气时为直立，P_{aVL} 也常受呼吸的影响。但呼吸引起的 P 波改变，在屏气时消失，而且 PR 间期是固定不变的，故可与窦房结游走性心律相区别。

（王晓丽）

第二节　窦性心动过速

窦性心动过速是一种常见的心律失常，简称窦性心律失常，是由窦房结发放冲动的频率加快引起的。大多数窦性心动过速患者并不直接由此病引发症状，但部分患者可能感到心悸。根据心率的差异，患者可能出现不同的临床症状，如胸闷、乏力等。具体症状多种多样，并可能随着心率的快慢有所不同。患有窦性心动过速的患者在感觉心跳加速时应及时寻医，并对医生尽可能完整地描述病史和症状。

一、心电图诊断

（1）P 波为窦性，PP 间隔缩短，PR 间期不小于正常的低限。

（2）心率超过下列范围：1 岁以内超过 140 次 / 分，1～6 岁超过 120 次 / 分，6 岁以上超过 100 次 / 分。

（3）心率过快时，P 波与 T 波可以重叠，PR 段及 ST 段可下降，T 波平坦甚至倒置。

二、临床意义

（1）常见原因：精神紧张、运动、疼痛、恐惧等可引起交感神经兴奋使心率增快，拟交感神经的药物（肾上腺素、去甲肾上腺素、异丙肾上腺素、麻黄碱）、阿托品、咖啡因等也可使心率增快。发热、感染、出血、贫血、休克、心力衰竭、甲状腺功能亢进等病理情况，均可发生窦速。

（2）窦性心动过速是小儿心律失常中最常见的一种。北京儿童医院心电图室总结了14岁以下的小儿心电图1703份，其中只有一项窦性心动过速的诊断，并无其他心律失常者有417人，占心电图总数的24.5%，可见单纯窦性心动过速在小儿心电图中所占百分数甚高。417人的年龄分布在6～8岁及10～14岁组最多，该两组中女孩比男孩多一倍。说明在初上学及青春期，尤其女孩常有窦性心动过速（1～6月龄13例，7～12月龄15例，1～2岁16例，2～4岁42例，4～6岁55例，6～8岁95例，8～10岁53例，10～14岁128例）。

（3）婴幼儿窦性心动过速（简称窦速）的频率可达200～230次/分，须与阵发性室上性心动过速（简称室上速）相鉴别。婴幼儿室上速的频率可达230次/分以上。窦速与室上速的鉴别可参考以下几点：

①窦速多有原因，如发热、缺氧、感染、心肌炎、运动、哭闹等。室上速多无明显原因。

②窦速的频率易变，增快或减慢都是渐变的，而室上速有突发突止的特点。刺激迷走神经、压迫颈动脉窦或应用药物可使窦速减慢，而室上速则表现为突然恢复窦性心律，或无变化，或暂时复律后又再发。

③窦速的PP或RR间隔可略不匀齐，室上速多绝对匀齐。

④窦速P波形态正常，而室上速P波的形态与发作终止后的P波不同，发作间歇期有时可见房性期前收缩。

（王晓丽）

第三节　窦性心动过缓

迷走神经张力过度增高或窦房结功能障碍等因素是造成窦性心动过缓的主要原因。瓦尔萨尔瓦（Valsalva）动作、颈动脉窦按摩、呕吐以及颅内压增高时可出现窦性心动过缓；另外甲状腺功能减退症、低体温、高钾血症、陈－施（Cheyne-Stokes）呼吸时的呼吸暂停期、心肌缺血发作和一些药物均能引起窦性心动过缓。

一、心电图诊断

（1）P波为窦性，PP间隔延长。

（2）心率低于正常值下限。婴儿心率低于100次/分，1～6岁儿童心率小于80次/分，大于6岁儿童心率低于60次/分。

（3）PR间期不短于正常低限。

窦性心动过缓常可伴有窦性心律不齐、窦性静止、交界性或室性逸搏等。

二、鉴别诊断

（一）窦房传导阻滞

窦房传导阻滞者因窦房结功能受损，心电图出现 PP 间期逐渐缩短而后突然延长，长 PP 间期非短 PP 间期整数倍；或 PP 间期匀齐，而后突然延长，长 PP 间隔是短 PP 间隔的整数倍。而窦性心动过缓常伴有窦性心律不齐，PP 间隔不匀齐。运动或注射阿托品可使窦性心动过缓的心率逐渐增快，若为窦房阻滞则心率成倍地加快。

（二）房性期前收缩二联律

若未下传，可误诊为窦性心动过缓，应注意寻找 T 波中有无隐藏的房性 P 波。

三、临床意义

（1）儿童时期窦性心动过缓远不如窦性心动过速常见，可为生理性或为病理性，但窦性过缓的病理意义则较窦性心动过速重要。窦性心动过缓常见于迷走神经张力增高，如呕吐、晕厥、屏气、胃显著扩张、颅内压增高、腹痛、高血压以及刺激咽部，压迫颈动脉窦、眼球等。新生儿支配窦房结的迷走神经已渐发育完善，所以吸吮、咳嗽等动作也可以兴奋迷走神经从而使心率减慢。药物也可使心率减慢（如拟副交感神经药物、洋地黄、奎尼丁、普鲁卡因胺、普萘洛尔、利舍平、苯妥英钠等）。此外，还可见于急性感染后的恢复期、甲状腺功能减退、高血钾、心肌疾病、病态窦房结综合征、临终前或心脏手术停搏之前。

（2）正常儿童 24 小时动态心电图检查，最低心率：婴儿 60 次 / 分，年长儿 45 次 / 分，青少年 40 次 / 分。

（3）窦性心动过缓应与病态窦房结综合征相鉴别。

①病态窦房结综合征的心动过缓呈持久性，伴有窦房阻滞、窦性静止、晚发的交界性逸搏及缓慢的交界性逸搏性心律。在缓慢心律的基础上常间发快速心律失常。

②病态窦房结综合征多有器官供血不足的临床表现，如乏力、少尿、眩晕、晕厥等。

③实验室检查可资鉴别。

（王晓丽）

第四节　窦性心律不齐

窦房结发出的激动不匀齐，使心率有增快与减慢的现象，称为窦性心律不齐。

一、心电图诊断

（1）PP 间隔不匀齐，差距大于 0.12 s（或 0.16 s）以上。

（2）P 波为窦性。PR 间期在正常范围内。

二、类型

（一）呼吸性窦性心律不齐

心率快慢与呼吸有关，吸气时心率增快，呼气时减慢，深呼吸时变化更明显。屏气或心率增快时不齐消失。P 波、PR 间期及 QRS 波均可有轻度变化，心率快时，P 波稍增高，PR 间期轻度延长。QRS 波形态随呼吸略异。

（二）非呼吸性窦性心律不齐

心率快慢与呼吸周期无关，其频率变化的周期，较呼吸周期为长，或无明显周期性。此类较为少见。

（三）室相性窦性心律不齐

在二度以上的房室传导阻滞中或交界性、室性期前收缩中，窦性频率因心室激动与否而发生变化，即 PP 间隔之中含有 QRS 波者较 PP 间隔中无 QRS 波者为短，两者差距在 0.02 s 以上，是为室相性窦性心律不齐。其原因可能是心室收缩改善了窦房结的血液供应，缩短了窦房结周期。

三、鉴别诊断

（一）窦房阻滞、窦性静止

两者均为突然发生，窦房阻滞的长 PP 间隔为基本窦律 PP 间隔的倍数，或呈规律性递次减短后突然延长。窦性静止的长 PP 间隔与窦性 PP 间隔无关，长间歇超过 2 s。

（二）房性期前收缩

房性期前收缩的 P 波，形态与窦性 P 波略异，其后有代偿间歇，而窦性心律不齐的 P 波形态恒定，PP 间隔逐渐变化。未下传的房性 P 波若与 T 波重叠则与窦性静止甚相似，应注意长 PP 间隔中的 T 波是否隐藏着期前的 P 波，T 波的形态可因潜在的 P 波而略异。

四、临床意义

（1）窦性心律不齐在小儿较为多见，多为健康小儿，一般并不引起临床症状。北京儿童医院心电图室总结了两年的心电图，有 1703 人，只有单项窦性心律不齐者共 351 人，其中不包括窦房结游走心律、窦性静止或伴有其他心律失常在内，占心电图总数的 20.6%；年长儿较婴幼儿显著增多，8 岁以下共 138 例，8～14 岁共 213 例；男、女性别无显著差异。

（2）随呼吸周期自主神经张力的变化使窦房结的自律性发生相应的变化，呼气时迷走神经张力增高，心率减慢；吸气时张力减低，心率增快。引起迷走神经张力增高的其他情况均可加重窦性心律不齐，如窦性心动过缓，窦性静止，压迫颈动脉窦或眼球，颅内压增高，应用兴奋副交感神经的药物如洋地黄、新斯的明、吗啡等。

（3）窦性心律不齐偶可发生于心脏病患儿。至于非呼吸性的窦性心律不齐临床较为少见，可见于健康儿，较多见于有心脏病者及使用洋地黄等药物后。

（王晓丽）

第五节　游走心律

窦房结的起搏点在窦房结的头、体、尾部游走不定，称为窦房结游走心律。窦房结的头部自律性最高，越向尾部则越弱。窦房结的迷走神经在头部分布最多，尾部则少。当迷走神经张力增强抑制了头部，由尾部发出激动，于是频率较慢；当迷走神经张力减弱时，头部发出激动，频率则增快，所以窦房结游走心律实际上仍属于窦性心律不齐的范畴。心电图上 PP 间隔长短不等，P 波形态差异明显，PR 间期亦可略有不同。自窦房结头部发出的激动，频率较快，PP 间隔短，激动传入心室所需的时间较长，PR 间期略长；

P 波的心电轴接近垂直，在Ⅱ、Ⅲ、aVF 等导联 P 波较高，aVR 则较深。自窦房结尾部发出的激动，频率较慢，PP 间隔长，激动传入心室略快，PR 间期较短，P 波电轴偏向水平，低平，P_{aVR} 变浅。以上的心律不齐变化与呼吸周期无关。

窦房结与房室结之间的游走心律是指心脏的起搏游走于窦房结和房室结两个起搏点之间，P 波的形态与频率逐渐发生改变，P 波由直立变为不显著再变为倒置，PR 间期相应缩短，复而反向由房室结逐渐游走至窦房结。

一、心电图诊断

（1）窦房结游走性心律在同一导联上的 P 波形态略有不同，但仍具有窦性的特点，PR 间期也可略有差别，但不小于正常的低限，PP 间隔不等。

（2）窦房结至房室结间的游走性心律 P 波的形态有明显的周期性改变，P 波可由直立变为倒置，PR 间期逐渐缩短低于正常的低限。

二、鉴别诊断

窦房结游走性心律应与呼吸性窦性心律不齐鉴别，窦性心律不齐与呼吸周期有关者，吸气时心率增快，PP 间隔逐渐缩短，一般持续 3～4 次搏动，呼气时 PP 间隔逐渐延长，也持续 2～3 次搏动。P 波形态可略异，但 PR 间期固定。而游走性心律的 P 波，PR 间期和 PP 间隔的变化虽有周期性，但与呼吸无关。

三、临床意义

游走心律在小儿较多见，占北京儿童医院当时所研究小儿心律失常心电图的 4.6%，较成人多一倍以上。绝大多数是由于迷走神经的张力增强，顺序抑制了各级起搏点的结果。临床意义和窦性心律不齐相同。

（王晓丽）

第六节　窦房传导阻滞

窦房结激动传至心房的时间为窦房传导时间。经食管心房调搏检查，小儿正常值为（102.5 ± 18.6） ms。窦房阻滞为窦房结起搏点与其周围的心房肌之间发生阻滞。正常窦房结激动发出后经窦房传导传入心房，产生 P 波。在窦房阻滞时，窦性激动延迟传入心房或不能传入心房。窦房阻滞可分为三度。一度窦房阻滞为窦性激动传入心房延迟，即窦房传导时间延长。因窦房结去极化在心电图上无标志，无法诊断三度窦房阻滞，由于窦性激动完全不能传入心房，故心电图无 P 波，不能和窦性静止区分。只有在二度窦房阻滞时，可根据心电图 PP 间隔的规律变异来加以判断。二度窦房阻滞分为Ⅰ型及Ⅱ型。

一、心电图诊断

Ⅰ型窦房结到心房的传导逐渐延长，最后发生窦性激动完全不能传入心房。心电图上出现 PP 间隔逐渐缩短，最短的 PP 间隔后突然 PP 间隔延长，最长的 PP 间隔小于任何两个 PP 间隔之和。这种 PP 间隔由长变短，最短的间隔之后，又出现一长间隔，形成一规律的阻滞周期。如有窦性心律不齐，则 PP 间隔的规律性改变不显著。

Ⅱ型心电图上表现为长间歇中无 P 波和 QRS 波，长的 PP 间隔为短 PP 间隔的简单倍数，常为 2 倍或 3 倍。

二度窦房阻滞时，窦性激动在窦房传导中受阻，引起 P 波脱落。二度Ⅰ型窦房阻滞，窦房传导时间逐渐延长，直至窦性激动不能传入心房，发生 P 波脱落。Ⅱ型则为窦房传导突然中断，引起 P 波突然脱落。二度Ⅰ型窦房阻滞较Ⅱ型多见。现用梯形图说明窦房阻滞中窦房传导过程和 PP 间隔变化的规律（图 6–9）。S 代表窦房结激动，S–A 代表窦房传导，A 代表心房激动，产生 P 波。图 6–9 A 为二度Ⅰ型窦房阻滞的梯形图。SS 间隔为 600 ms，窦房结起搏频率为 100 次 / 分。第一个窦性激动 S1 以窦房传导时间 S–A200 ms 传入心房，产生 P_1；此后 S_2 的 S–A 延长为 350 ms，较 S_1 的 S–A 增加 150 ms，缓慢下传产生 P_2，P_1P_2 间隔为 750 ms（600 ms+150 ms）；S_3 的 S–A 逐次延长为 450 ms，下传产生 P_3，较 S_2 的 S–A 递增 100 ms，P_2P_1 间隔为 700 ms（600 ms+100 ms）；S_4 的 S–A 又延长为 450 ms，递增 50 ms，下传产生 P_3，P_3P_1 间隔为 650 ms（600 ms+50 ms）。从 S_1 到 S_4 的 S–A 逐次延长，而递增值逐次减小，故 PP 间隔逐次缩短。窦房传导时间逐次延长，以致 S_5 在窦房传导中受阻，因而 P 波脱落，呈 5：4 窦房传导阻滞。S_6 又恢复以 S–A 200 ms 传入心房，产生 P_5。P_4P_5 的间隔为 2 个窦性激动周期减去逐次增长的窦房传导时间，即 2 × 600–（150+100+50）=900 ms。心电图上不能看到 S–A 逐次延长和窦房传导阻滞，只能看到 PP 间隔的变化规律。因此，二度Ⅰ型窦房阻滞的心电图表现为 PP 间隔逐次缩短，在最短的 PP 间隔后突然出现最长的 PP 间隔，此长 PP 间隔小于任何两个 PP 间隔。图 6–9 B 为二度Ⅱ型窦房阻滞的梯形图。窦性激动的周期为 600 ms，心率 100 次 / 分。S_1、S_2 经窦房传导以 S–A 150 ms 传入心房产生 P_1 和 P_2，P_1P_2 间隔为 600 ms；S_3 在窦房传导中突然受阻，P 波脱落，出现长间歇，呈 3：2 窦房传导阻滞。S_4 下传产生 P_3，P_2P_1 间隔延长为 P_1P_2 的 2 倍。

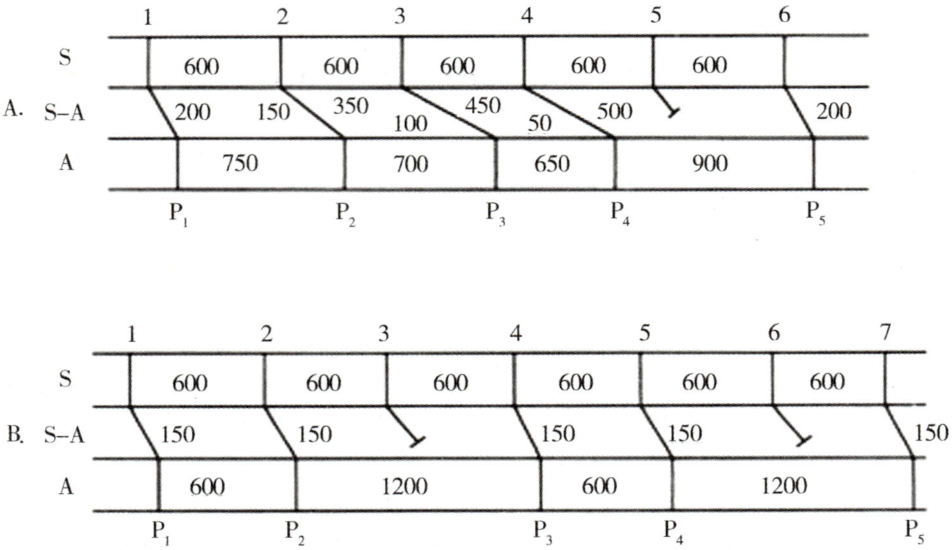

图 6–9　二度窦房传导阻滞梯形图

A. 二度Ⅰ型窦房阻滞；B. 二度Ⅱ型窦房阻滞

二度窦房阻滞常伴有交界性逸搏、交界性心律及干扰性房室分离。有时在逸搏之后的窦性激动下传至心室，逸搏和窦性搏动成对出现，形成逸搏 – 夺获心律。

二、鉴别诊断

（1）窦性静止和二度Ⅱ型窦房阻滞相似，窦性静止可出现长的 PP 间隔，但不等于窦律 PP 间隔的倍数。

（2）窦性心律不齐。窦性心律不齐 PP 间隔的变化是逐渐变化的，PP 间隔逐渐缩短以后又逐渐延长，最长的 PP 间隔发生在逐渐延长的 PP 间隔的最后，常与呼吸有关。而二度Ⅰ型窦房阻滞则 PP 间隔在缩短后突然延长，最长的 PP 间隔发生在最短的 PP 间隔之后。

（3）未下传的房性期前收缩长的 PP 间隔小于窦性 PP 间隔的 2 倍，并可见到提前出现的异位方波，或提前的 P 波与 T 波相重叠或融合。

（4）二度房室传导阻滞 PP 间隔按规律出现，此点与窦房阻滞不同。有时 P 波可隐藏在 T 波之中，应注意检查。

三、临床意义

窦房阻滞多由于迷走神经张力过高或洋地黄中毒引起，多为短暂性，注射阿托品后可消除。严重窦房阻滞并发室上性心动过速，出现头晕或晕厥，常为病态窦房结综合征之表现。

（王晓丽）

第七节　窦性静止

窦房结暂时不能发放激动，称为窦性静止或窦性停搏。

一、心电图诊断

（1）在一段较长的时间内没有 P 波。

（2）在窦性静止期间，可出现交界性或室性逸搏、逸搏心律、房室分离等。

二、鉴别诊断

（1）轻度的窦性静止与重度的窦性心律不齐不易鉴别。

（2）窦房阻滞的鉴别：窦房阻滞的 PP 间隔为基本窦性 PP 间隔的倍数（2～3 倍），或规律性逐次递减后突然延长。窦性静止的时间长短则无规律。

（3）未下传的房性期前收缩的鉴别应注意寻找在长的 PP 间隔前之 T 波中，有无未下传的房性 P 波，使 T 波的形态与众不同。

三、临床意义

（1）窦性静止见于急性心肌炎、高血钾或低血钾，β 受体阻滞剂、钙拮抗剂及洋地黄毒性反应，也可能与迷走神经张力增高有关。窦性静止为病态窦房结综合征的表现之一，也可伴有房室传导阻滞，并继发逸搏等被动性异位心律。

（2）窦性静止的时间较短者，临床表现为漏跳，与窦房阻滞、房室传导阻滞、未下传的房性期前收缩相似，临床可无症状。窦性静止的时间长者可出现头晕、晕厥。

（王晓丽）

第八节　窦房结功能障碍

窦房结功能障碍又名病态窦房结综合征。其发病机制为窦房结发放激动障碍或激动传出受阻，或两者同时存在。患者主要表现为持久性窦性心动过缓并发异位心动过速。窦房结由窦房结动脉供血，病态窦房结综合征患者的窦房结有退行性变性及纤维化，窦房结动脉的结内部分可有闭塞。心房及房室交界区也常有纤维化改变，并可累及心肌、房室束及室内传导系统，故又称为全传导系统功能失调。临床病程缓慢。

一、心电图诊断

（1）窦性心动过缓。

（2）严重窦性心律不齐。

（3）窦性静止。

（4）窦房传导阻滞。

（5）缓慢的逸搏心律，多为交界性逸搏心律。

（6）心动过缓 / 心动过速：不同时期慢和快的心律失常交替出现。快速心律有室上性心动过速、心房扑动及颤动。缓慢心律包括窦性心动过缓、窦房阻滞、窦性静止及缓慢的逸搏心律，故病窦综合征又称慢快综合征。

二、临床意义

（1）发病原因：本病可发生于先天性心脏病，如房间隔缺损、大动脉错位、房室通道等。心肌病，病毒、细菌、寄生虫感染及结缔组织病引起的心肌炎，QT 间期延长综合征，肿瘤转移也可引起本病。儿童多系心内手术创伤窦房结，手术后发病。有的病例为家族性窦房结病。少数病例由先天性窦房结的结构异常所致。还有少数病例病因不明，称为原发性病窦综合征。1975 年，国外报告了 20 例有症状的小儿病窦综合征，17 例为先天性心脏病，其中 2 例为术前发病，其余 15 例均为术后发生，尤以大动脉错位进行人工房间隔改建术（Mustard 手术），损伤窦房结，最易发生；2 例为病毒性心肌炎；1 例原因不明，经各种检查心脏正常。此组病例年龄最小者为 9 个月。国内（1982 年）报道儿童病窦综合征 41 例，其中疑似病毒性心肌炎 22 例，扩张型心肌病 7 例，家族性心肌病 2 例，青紫型先天性心脏病 2 例，先天性窦房结病 2 例及原因不明 6 例。因先天性心脏病手术开展少，故未见心脏手术后患病者。

（2）临床表现：以器官供血不足的表现为主，如头晕、昏厥、心悸、心动过速及心动过缓、胸痛、阵发性面色苍白、突然发生偏瘫及呼吸困难等，偶可造成猝死，少数发生充血性心力衰竭。本病进展慢，轻者可无症状，故对持久的严重窦性心动过缓者，应定期随访。

（3）诊断：应排除其他原因引起的窦性心动过缓、窦房阻滞及窦性静止。

①药物：洋地黄、β受体阻滞剂、钙拮抗剂、Ⅰ类及Ⅲ类抗心律失常药、利舍平、锑剂等。

②自主神经功能紊乱，迷走神经张力过高。

③中枢神经疾病引起的颅内压增高，间脑疾病。

（4）窦房结功能试验：对单有窦性心动过缓或伴有偶发窦房阻滞或窦性静止者，需做窦房结功能激发试验以辅助诊断，如阿托品试验及运动试验。

①阿托品试验：阿托品是阻断胆碱能药，可消除迷走神经对心脏的抑制作用，使心率加快，窦房传导改善。注射阿托品后，若心率明显加快（正常人较原心率增加 50%～60%），窦房阻滞消失，则提示迷走神经张力增高而不是病窦综合征。阿托品 0.02 mg/kg，溶于生理盐水或葡萄糖液 2～4 mL，快速静注。试验前仰卧位描记常规心电图，注射完毕的即刻，1、3、5、7、10，15、20、30 min 各记录Ⅱ导联心电图一段，观测心率及节律变化，用心电图示波器观察更好。如心率较原心率增加不到 30%，或心率不到 90～100 次 / 分，或能诱发病窦综合征所常见的心电图改变，则支持病窦综合征的诊断。但也有假阳性或假阴性。

②运动试验：采用踏车或活动平板运动，观察运动后最高心率及节律，如心率增高不到运动前心率的 30%，或最高心率不到 180 次 / 分，或出现窦房阻滞、交界性逸搏心律等心律失常，应考虑本病。

③动态心电图监测：24 小时动态心电图监测中，出现一系列心律失常，如严重窦性心动过缓（婴儿＜ 60 次 / 分，年长儿＜ 45 次 / 分，青少年＜ 40 次 / 分）、窦房阻滞、窦性静止、逸搏心律及阵发性室上性心动过速，则支持病窦综合征的诊断，并可观察症状与心律失常的联系。

④心房快速调搏试验：通过食管心房调搏或右房内调搏，测定窦房结恢复时间，校正窦房结恢复时间及窦房结传导时间，如超过正常上限，可诊断为病窦综合征。苏州大学附属儿童医院食管心房调搏检查资料，此值上限分别为 1200 ms、350 ms 及 140 ms。

（王晓丽）

第七章　期前收缩

心脏某一起搏点比主导节律（通常是窦性心律）提前发出激动，引起心脏提早去极化，称期前收缩。根据异位起搏点位置的不同，期前收缩可分为房性、房室交界性、窦性（统称为室上性期前收缩）及室性期前收缩。其中以室性为最常见，房性次之，房室交界性少见，而窦性非常少见。

在北京儿童医院 1196 例小儿心律失常常规心电图资料中，期前收缩共 452 例，占 38%，居第一位。其中室性期前收缩最为多见，占 67.2%；房性次之，占 27.5%；交界性占 5%。其中 2/3 为频发性期前收缩，包括新生儿在内的各年龄组均可见到，也可发生在胎儿期。在动态心电图检测中，期前收缩的发生率仅次于窦性心律失常。据北京市儿童医院 180 例 3～14 岁的健康儿童 24 小时动态心电图资料显示，房性期前收缩占 27.2%，室性期前收缩占 6.7%，房室交界性占 2.2%，男女无明显差别。文献报告健康儿童 24 小时动态心电图监测室性期前收缩的发生率高达 10%～30%，可有成对期前收缩或短阵性室性心动过速，房性心律失常的发生率更高些。

期前收缩产生机制有以下几个。

（1）折返激动：指激动沿着一定途径环形运动，返回原处并使该处再次激动形成期前收缩，是最常见的机制。折返形成需要三个基本条件，称为折返发生的机制，包括以下几种：①激动传导的 2 条路径（解剖上或电生理上）。②一条径路单向阻滞。③另一条径路存在缓慢传导。折返机制的期前收缩联律间期大都相等。

（2）异位起搏点自律性增高：慢反应纤维自律性增高。如窦房结以外的心脏传导系统的节律点，出现舒张期 4 相自发去极化速度加快和 / 或最大舒张期电位负值减少或阈电位负值加大，其起搏频率增高，当超过主导节律点频率时可产生期前收缩。快反应纤维在某些情况下可发生自律性而产生异位搏动，而且快反应纤维通过早期后去极化和迟发后去极化，也可引起有效的动作电位形成期前收缩。

（3）触发激动：是指心肌细胞或心脏特殊传导系统的细胞在动作电位的复极化过程中，产生振荡后电位，或后去极化达到去极化的阈电位时，引发了一次新的去极化和兴奋反应。急性心肌缺血、洋地黄过量引起的室性期前收缩，半数以上为触发激动所致。根据触发冲动发生的动作电位时相，可分成早期后去极化（2、3 相）和延迟后去极化（4 相）两型。

第一节　室性期前收缩

室性期前收缩又称室性早搏，是指在窦性激动尚未到达心室之前，心室异位起搏点提早发放激动引起心室提前去极化的室性搏动，是最常见的心律失常之一。在正常人和心脏病患者中均可见到，在正常人中室性期前收缩的检出率为 5%（常规心电图）~50%（动态心电图），随年龄的增长，室性期前收缩的发生率增加。就冠心病患者而言，不同病情和同样病情的不同阶段其室性期前收缩的发生率差异很大，心肌梗死最初 2~3 天内发生率可达 85%~91%，随病程的后延，其发生率显著下降至 10% 左右。有研究发现，冠心病患者的室性期前收缩检出率随心功能的减退而增加，当射血分数为 40% 时，室性期前收缩发生率为 15%~18%，而心功能正常者仅为 5%~7%。室性期前收缩根据起源部位不同，分为：①室间隔期前收缩；②右心室肌性期前收缩；③右束支性期前收缩；④左束支性期前收缩；⑤左前分支性期前收缩；⑥左后分支性期前收缩；⑦左心室肌性期前收缩；⑧心室前壁期前收缩；⑨心室后壁期前收缩。根据发生机制不同，分为：①自律性室性期前收缩；②折返性室性期前收缩；③触发性室性期前收缩。根据室性期前收缩形态不同，分为：①单形性室性期前收缩；②多形性室性期前收缩；③多源性室性期前收缩。

一、发病机制

自主神经功能紊乱是室性期前收缩常见原因之一，其机制为迷走神经或交感神经兴奋，使心肌快慢纤维失去平衡，不应期和传导速度发生改变，引起折返性室性期前收缩；儿茶酚胺分泌过多使心室自律细胞自律性增高，引起室性期前收缩。在无器质性心脏病的正常人中有室性期前收缩者，经心脏彩超检测，部分可发现左心室假腱索，通常是良性的，如发作不频繁则无需治疗。器质性心脏病如冠心病、风湿性心脏病、甲亢性心脏病、心肌炎、心肌病、心功能衰竭，均可因缺血、缺氧、炎症、心肌自身病变等引起心肌纤维不应期或传导速度改变或异位节律点兴奋性增高，导致折返性或自律增高性室性期前收缩。电解质紊乱（低钾、低镁等）引起的室性期前收缩与自律性增高、折返或触发活动有关。许多药物包括抗心律失常药也可致室性期前收缩。洋地黄中毒所出现的心律失常最常见为室性期前收缩，其机制通常为心肌自律性增高。

二、心电图诊断

（1）QRS 波提前出现，其前无异位与其相关的 P 波。

（2）QRS 波宽大畸形，时间延长，成人 0.12 s 以上，儿童 0.10 s 以上，婴儿 0.08 s 以上。T 波与 QRS 波的主波方向相反。

（3）室性期前收缩后多伴有完全性代偿间歇。

三、其他心电图特征

（一）代偿间歇

室性期前收缩很少逆传至心房或侵入窦房结，窦房结保持原有的节律，P 波按期出现，但因房室结已被室性期前收缩提前激动而处于不应期，窦性激动不能下传入心室，即室性期前收缩形成完全代偿间歇。如果患儿房室结逆传功能良好，室性期前收缩的激动便可逆传至心房产生逆行 P' 波，但未侵入窦房结，则室性期前收缩之后虽有逆行 P' 波，仍为完全性代偿间歇。偶见舒张早期的室性期前收缩或窦性心律显著缓慢时，室性激动逆传至心房并侵入窦房结，使窦房结提前激动，打乱了窦房结的原有节律，发生节律重整，则室性期前收缩之后有逆行 P 波及不完全室性代偿间歇。插入性期前收缩是在两个窦性搏动中夹着一个室性期前收缩，期前收缩在传导过程中与窦性激动相遇而发生干扰性传导中断或折返，其后无代偿间歇。

（二）联律间期

室性期前收缩的 QRS 波与前面一个主导心搏的 QRS 波的距离称为联律间期。室性期前收缩的联律间期成人一般多在 0.45～0.56 s。小儿的联律间期因年龄而异，年龄小，心率快，联律间期亦短。自律性异常所致的期前收缩的联律间期由异位节律点的自律性高低决定，但联律间期不会短于心室肌的有效不应期，否则异位激动便不能出现，故室性期前收缩多发生在 T 波波峰之后。如果室性期前收缩发生过早，或 QT 间期延长，使 R 波落在 T 波顶峰或升支上，即 R-on-T 现象，进入心室的易颤期，可诱发室性心动过速甚至心室颤动，预后严重。折返激动形成的期前收缩联律间期长短取决于激动的折返时间，同一折返途径和传导速度的室性期前收缩，其 QRS 形态及联律间期相同，相差不超过 0.04 s。反之，折返途径及传导速度不同的期前收缩 QRS 形态及联律间期则不同。当室性期前收缩来源于同一异位起搏点时，其联律间期大多是固定的，变化不超过 0.08 s。多形性室性期前收缩如来自同一起搏点，会有固定和相同的联律间期。室性期前收缩的联律间期有时可以随着期前收缩前周期长短、联律类型改变以及存在并行心律而发生变化。多源性室性期前收缩来自不同的起搏点，其联律间期也不同，但同一形态室性期前收缩的联律间期仍然相同并固定。同一幅心电图中室性期前收缩形态一致而联律间期不固定（相差超过 0.08 s 以上），各次室性期前收缩间的距离有着最大公约数的关系，应考虑有室性并行心律的可能。

（三）联律

期前收缩偶尔出现频率≤ 5 次 / 分者称偶发期前收缩，频率≥ 6 次 / 分者称频发期前收缩。每间隔一个基本的搏动之后出现一次期前收缩称为二联律，每间隔二个基本搏动出现一次期前收缩称为三联律，以此类推四、五联律等。室性期前收缩连续出现 2 次称为成对室性期前收缩。连续出现 3 次以上称为短阵性（期前收缩性）室性心动过速。

劳恩（Lown）根据 24 小时动态心电图资料将室性期前收缩分为 6 级。0 级：无期前收缩，但持久听诊可偶有期前收缩。Ⅰ级：偶发，每小时少于 30 次或每分钟少于 1 次；Ⅱ级：频发，每小时多于 30 次或每分钟多于 6 次；Ⅲ级：多形（多源）性期前收缩；Ⅳ A 级：成对的室性期前收缩，反复出现；Ⅳ B 级：3 个或 3 个以上室性期前收缩反复出现，呈阵发性室性心动过速；Ⅴ级：期前收缩 QRS 波与前一个窦性激动的 T 波相重叠（R-on-T 现象）。器质性心脏病患者室性期前收缩分级的级数愈高，其临床病理意义愈大。但对非器质性心脏病者应密切结合临床分析，不可仅以期前收缩分级判定预后。

研究表明，Lown 分级的高级别室性期前收缩不一定是病理性的，在一些健康人中也可出现，其危险性也有待于进一步确定。另外，从 0～Ⅱ级仅反映室性期前收缩的数量关系，并没有体现室性期前收缩的性质；而从Ⅲ～V 级仅反映性质的改变，又缺乏数量的改变，显然不够全面。Lown 分级没有考虑到室性期前收缩本身形态的特征，而室性期前收缩的心电图形态可因心肌病变而引起改变。此外，Lown 分级法的一个明显弱点为没有考虑到期前收缩的基础电生理机制这一关键性特征，因为由环行折返和异位自律性增强的室性期前收缩，其预后可能不同。

（四）QRS 波的形态

室性异位节律点在希氏束分叉以下，来自浦肯野纤维，激动在心室内传导的途径异于窦性激动，故室性期前收缩的QRS波畸形，时间增加。异位节律点愈靠近房室束支（例如室间隔顶部）其QRS波形态愈与窦性相似。反之，QRS波愈宽，畸形愈明显。同一导联上室性期前收缩的QRS波形态不同，联律间期不固定则称为多形性室性期前收缩，可能原因为以下几方面。

（1）室内多源异位起搏点造成。

（2）异位起搏点发生差异性传导。

（3）异位起搏点与窦性激动不同程度融合。

（4）异位起搏点在室内传导时有不同的出口。

在窦性心律伴有束支传导阻滞中，偶见室性期前收缩的QRS时间短于窦性QRS时间。这是由于室性期前收缩发生在束支传导阻滞部位以下的室间隔部位，异位激动传导不受束支传导阻滞的影响，其传导快于窦性激动传导。发生在舒张晚期的室性搏动，与窦性激动几乎同时发生，P波按时出现并下传入心室，故两种激动在心室发生干扰，各自不同程度地激动了一部分心室肌，形成室性融合波。此种QRS波的形态界于窦性与室性期前收缩之间，其前有窦性P波，PR间期可较窦性稍短或相等。

心室不同部位的起搏点产生的QRS波形态各异，因此根据室性期前收缩在各导联的形态可推测异位起搏点在心室的部位。如起源于左室，由于左心室先去极化，右心室后去极化，因而V_1导联QRS波呈宽大的R波或Rsr'波，V_5导联呈宽深的S波；如起源于右心室，V_5有宽深的S波，V_5有宽大的R波。异位起搏点位于心尖部，在Ⅱ、Ⅲ、aVF导联期前收缩的QRS波主波向下。而来自心室底部的期前收缩，则主波向上。起源于左室后壁的期前收缩QRS波主波在V_1、V_5导联向上，反之前壁期前收缩在V_1、V_5导联主波向下。期前收缩异位激动起源的束支及其分支不同，去极化顺序不同，期前收缩的形态不同。如起搏于左束支，激动沿左前分支及左后分支传到左室，同时逆传希氏束到右束支，故右室激动比左室迟0.01～0.025 s，呈不完全右束支阻滞图形，心电轴无明显偏移。如期前收缩起源于左后分支，激动沿该支下传到相应的心室肌，后再激动左前分支的心室肌，QRS图形似左前分支阻滞图形。如起搏点位于左后分支近端，可逆经左束支主干到希氏束，后传至对侧右束支，这样左右心室去极化差为0.01～0.025 s，形成不完全右束支传导阻滞图形。若异位节奏点在左后分支远端和/或逆向传导延缓，则形成完全性右束支传导阻滞图形；同理，异位激动起源于左前分支，呈左后分支阻滞图形。如在分支近端则为左后分支阻滞图形，伴不完全右束支传导阻滞；如在远端则表现为左后分支阻滞，伴完全性右束支阻滞。与左束支及分支期前收缩图形形成的道理相同，期前收缩来自右束支近端，呈现不完全左束支阻滞图形，多不伴有心电轴偏移，而来自右束支远端为完全左束支阻滞图形，可伴有心电轴偏移。根据体表心电图QRS波形态估计室性期前收缩定位诊断可供临床参考，而确定室性期前收缩的起源及其传导顺序则需进行心内电生理检查术。

（五）逆行传导

多数的室性期前收缩激动不侵入心房，心房仍由窦性激动控制，因此在期前收缩的QRS波的前后可见窦性P波（或隐埋在QRS波之中），P与QRS呈完全性房室脱节，偶尔发生较早的室性异位激动可逆传至心房引起逆行P'波，这在窦性过缓时多见。此逆行P'

波常位于期前收缩的ST段或T波中，不易辨认。

（六）室性期前收缩对其后窦性心律的影响

室性期前收缩因干扰一次窦性激动而产生一个长的代偿间歇，其后可出现交界性逸搏或各种游走心律。室性期前收缩后第一个窦性搏动的T波常有改变（40%左右），T波振幅降低或方向相反。插入性期前收缩如逆传入房室交界区，使其产生新的不应期，其后的窦性激动下传因落在相对不应期而产生干扰性PR间期延长，并使QRS波后移，易误诊为代偿间歇。故代偿间歇应测P–P间期，不应根据R–R间期。偶见在窦性心律伴有右束支传导阻滞者，在室性期前收缩后窦性QRS波变成正常，可能是在长的代偿间歇后使心室内的传导暂时恢复之故。

（七）室性反复搏动

在存在房室结双径路或房室旁道时，室性激动在通过交界区某一条传导通道缓慢逆行传导后，还可经过另一条通道或房室附加旁路折返回心室，引起心室去极化。由同一激动引起两次心室搏动称室性反复搏动，属于房室大折返。心电图表现为QRS波－逆行P'波–QRS波。其心电图诊断标准如下。

（1）第一个QRS波为室性搏动，宽大畸形。

（2）两个QRS波的间距在0.40～0.50 s，或小于一个正常RR间期。第二个QRS波形态正常，也可发生室内差异性传导。

（3）逆行P'波可隐藏在T波中，RP'多大于0.20 s。有时激动在交界区内折返再次激动心室，而逆向传导阻滞未激动心房，则无逆行P'波，形成不完全性室性反复搏动。

（八）室性并行心律

心室内有一个持久规则的异位起搏点和主导节律（通常为窦房结起搏点，也可为心房颤动）同时存在，各自独立地、并行地发生激动，即形成室性并行心律，为并行心律最常见的类型。室性并行心律的心电图诊断标准如下：

1. 联律间期

异位室性搏动与前面主导节律（多为窦性）搏动的联律间期不固定，差距大于0.06 s。两种QRS波并存，各自有固定的形态。并行心律起搏点有周围保护性阻滞，激动按其固有频率发生。当传出性阻滞消失时激动即可传出，心电图上表现为异位搏动发生在心动周期的不同时相，易被误认为室性期前收缩或室性逸搏，故识别和测量并行心律的异搏周期，需描记一幅连续的足够长的心电图。

2. 异搏周期

异搏周期为并行心律异位起搏点的自身周期。如两次异位搏动间无窦性搏动，此间距即为异搏周期。异搏周期通常甚为匀齐但可略有差异，一般相差0.08～0.20 s。异搏周期多在1.5～2.0 s，频率30～40次/分。超过60次/分为并行心律性室性心动过速。异搏间期指两个相邻的异搏间的时距，由于异位激动周围常存在传出阻滞，中间可夹杂着窦性激动，故异搏间期多不相同，但均为异搏周期的简单倍数，即异搏间期间存在最大公约数。当并行心律外出传导阻滞呈现文氏现象时，异搏间期差异较大，此时可以测量数个文氏周期的脱落的QRS波之后的RR间期，有助于计算其最大公约数。当传出阻滞间歇发生或保护性周围阻滞暂时消失时，心电图表现为间歇性并行心律。如有高度的传出阻滞使大部分激动不能传出，并行心律如心室内同时存在2个并行的节奏点，各自按其固有频率发生激动，则形成双重性并行心律。

3. 室性融合波

如室性异位搏动与窦性激动几乎同时到达心室，可出现室性融合波，其QRS波形态介于异位搏动QRS波与窦性QRS波形态之间。

四、室性期前收缩起源的体表心电图的定位诊断

（一）右室流出道起源

Ⅱ、Ⅲ、aVF导联呈R波，aVL及aVR导联呈QS型。V_1导联呈左束支阻滞图形，且R波移行较晚，一般大于V_3导联。若Ⅰ导联主波向下（Qs，Qr），下壁导联的QRS波相对较高较窄，胸前导联移行多发生于V_4导联之前，起源于流出道间隔部；若Ⅰ导联主波向上（R，Rs），下壁导联的QRS波相对较低较钝，并常有顿挫，心电轴正常，胸前导联移行多发生于V_4导联之后，则多起源于流出道后壁或游离壁处。

（二）肺动脉瓣上起源

心电图呈左束支阻滞图形，Ⅱ、Ⅲ、aVF导联R波高于右室流出道起源的R波，$Q_{aVL}>Q_{aVR}$。V_2导联R/S大于流出道V_2导联R/S比，室速起源位置，窦性心律时心内电图可记录到心房电位，而心室电位较小，低于心动过速时的局部电位。胸导联R波移行在V_2。

（三）起源于希氏束附近的组织

Ⅰ导联呈单向R波，Ⅲ导联R波幅度较低，在aVL导联呈R波，下壁导联QRS波时限短，V_1呈QS型，胸前导联R波移行在V_2、V_1导联，V_5、V_6导联R波幅度较高。

（四）左室流出道起源

（1）流出道心内膜起源（主动脉瓣下起源）呈左束支阻滞＋电轴右偏，Ⅱ、Ⅲ、aVF导联呈单相R波，Ⅰ导联及V_5、V_6导联有S波，胸前R波移行在V_2、V_4导联。

（2）流出道心外膜起源（主动脉窦或主动脉瓣上起源）不典型左束支阻滞＋电轴右偏，Ⅱ、Ⅲ aVF导联R波较高。Ⅰ导联有S波，呈S或QS型，V_5、V_6导联无S波。aVR、aVL导联Q波较大，$Q_{aVL}>Q_{aVR}$，V_1或V_2导联R/S相对较大甚至＞1。r波较瓣下起源的V_1导联r波宽。V_1、V_2导联S波明显。起源于左冠窦者V_1导联R波较大或胸前导联移行于V_2导联。起源于右冠窦者V_1导联r波较小。胸前导联移行在V_2、V_3导联。

（五）左室间隔部起源（左室分支型室速）

心电图为右束支阻滞（RBBB）型，V_1导联QRS波呈R、rsR'、SR'、Rs，qR、qRs等形态。病灶多起源于左心室间隔中后部。心电图呈右束支阻滞图形伴心电轴左偏。QRS相对较窄，一般≤0.14 s。胸前导联移行特点，V_1～V_6的S波逐渐加深，V_5、V_6导联R/S常＜1。若R/S＞1，主波呈R波为主，提示起源点位置较高。如Ⅱ、Ⅲ、aVF导联主波向下（呈rS或QS），Ⅰ导联主波向上（R、Rs、qRs），起源点位于基底部，Ⅰ导联主波向下（rS），起源点靠近心尖部。少数为右束支阻滞图形伴心电轴右偏，室速来自于左前分支区域。

（六）三尖瓣环起源

V_1导联呈左束支阻滞图形，下壁导联（Ⅱ、Ⅲ、aVF）极少同时呈正向R波，Ⅰ、aVL导联为正向R波，aVR导联为负向。三尖瓣游离壁侧起源的室速V_1导联起始部多可见 r 波，胸前导联移行晚（≥ V_4）；三尖瓣环间隔侧起源的室速 V_1 导联均呈 QS 型，胸前导联移行早（< V_3）。

（七）二尖瓣环起源

二尖瓣环在解剖学上位于左心室的最后方，此处起源的室速心肌去极化方向正对胸前导联。胸前导联 R 波移行早（V_2 以前），V_2～V_6 导联均以正向波为主。V_6 导联多数有 S 波。二尖瓣环前侧壁起源的室速 Ⅰ 导联均以负向波为主；二尖瓣环后间隔、后侧壁起源的室速 Ⅰ 导联均以正向波为主（表 7–1）。

表 7–1　二尖瓣环起源室性心律失常具体部位心电图特点

大体部位		下壁导联	V_1 导联	Ⅰ导联
前上部位	前间隔	+	qr、qR、rs	+
	前侧壁	+	R	–
后下部位	后间隔	–	qr、qR、rS	+（R）
	后侧壁	–	R	+/–（Rs）

（八）主动脉瓣与二尖瓣结合处起源（AMC）

心电轴右偏，Ⅱ、Ⅲ、aVF 导联呈 R 波，时限略短。胸前导联 V_1 导联常呈 qR 型，V_6 导联呈 R 或 Rs 型。胸前导联 QRS 波群主波呈一致正向的 R 或 Rs 型（胸导联无移行）。

以上几种特发性室性心律失常均可以采用射频消融手术治疗，疗效满意。

五、鉴别诊断

（一）室上性期前收缩伴室内差异性传导

若在畸形的 QRS 波前有异位 P' 波（P' 波可与其前 T 波重叠，致使 T 波变尖锐、变低或发生顿挫），PR 间期正常或延长，伴有 QRS 波形态多变，应考虑为房性期前收缩伴室内差异性传导。若在畸形的 QRS 波前发现逆行 P' 波，PR 间期短于正常，应考虑诊断为房室交界性期前收缩。如逆 P' 波埋在 QRS 波中或在 QRS 波后出现，则不易与室性期前收缩区别，但如一幅心电图上有典型的室性期前收缩或存在不伴室内差异性传导的交界性期前收缩，则有利于两者的鉴别诊断。

（二）心室夺获伴室内差异性传导

在干扰性或房室传导阻滞造成的房室分离中，偶见窦性激动下传到心室，发生心室夺获，若伴有室内差异传导也应与室性期前收缩鉴别，找到与畸形的 QRS 波相关的窦性 P 波，则为心室夺获。

（三）期前收缩后的第一个窦性激动发生室内差异性传导

插入性室性期前收缩之后的第一个窦性激动，因落在房室交界区的相对不应期可出现干扰性 PR 间期延长，并常伴有室内差异性传导致 QRS 波畸形，此时应与成对的室性期前收缩鉴别。不同之处是前者的第二个畸形的 QRS 波前一定有窦性 P 波（有时可隐藏在前面的 T 波内），两个畸形的 QRS 波前后的窦性 PP 间隔等于两个正常的窦性 PP 间隔之和，而成对的室性期前收缩的两个 QRS 波其前均无相关的窦性 P 波，期前收缩前 1 个窦性 P 波与期前收缩后第 1 个窦性 P 波间时距等于 3 个窦性 PP 间隔之和。

（四）室性反复搏动

室性反复搏动的 QRS 波形态可因差异性传导而畸形，并较窦性提前出现，此时应注意与成对性室性期前收缩区别。测量两个畸形的 QRS 波的 RR 间期，前者多在 0.40～0.50 s 或小于一个正常窦性 RR 间期，并可见逆行 P 波而不同于后者。

（五）房室结双径路时房室传导 1∶2 现象

在有房室结双径路时，室上性激动可经快、慢径路同时下传。当激动通过慢通道到结 – 希束区，若遇该区已脱离快通道下传的激动的有效不应期，则可引起第二次心室激动，心电图表现为两个 QRS 波相随，中间无 P 波；第二个 QRS 波多伴有室内差异性传导而畸形，很像成对室性期前收缩。体表心电图两者鉴别困难，需依靠希氏束电图或心内电图确定。

（六）室性并行心律

当并行心律的频率与窦性节律接近时，在正常窦性搏动之后均出现一个室性并行搏动，心电图形类似期前收缩二联律。如果并行心律的频率是基本窦性频率的一半，并行心律传出阻滞消失，则窦性 QRS 波每隔一个就被室性异位激动干扰掉一个，也可呈二联律形式。此时可通过运动或兴奋交感神经方法改变窦性频率，注意并行心律的联律间期不等的特点，可与一般期前收缩鉴别。

（王晓丽）

第二节　房性期前收缩

房性期前收缩又称房性早搏，是指起源于窦房结以外心房任何部位异位起搏点提前的心脏搏动。正常成人进行 24 h 动态心电图监测，大约 60% 有房性期前收缩发生。各种器质性心脏病均可发生房性期前收缩，并可能是快速房性心律失常的先兆。

一、发病机制

房性期前收缩发生与精神和体力疲劳、情绪紧张、吸烟、饮酒、喝浓茶和咖啡、失眠、体位突然改变等因素有关。各种器质性心脏病患者房性期前收缩发生率高，如冠心病、高血压、风湿性心脏病、肺源性心脏病（易发生多源房性期前收缩）、心肌炎、心力衰竭等较常见。另外，药物（如洋地黄类、异丙肾上腺素等）、电解质紊乱、缺氧、中毒等也可引起房性期前收缩。引起房性期前收缩最常见机制是心房组织自律性异常增高，而折返激动次之，最少见的是触发激动后去极化。近年来，发现部分房性期前收缩起源于肌袖组织。所谓肌袖组织是指缠绕于肺静脉或腔静脉壁上的心房组织。肌袖性房性期前收缩是起源于肌袖组织的单一或连续数个电激动传导到心房，引起的心房的单一或连发的提前激动。

二、心电图诊断

（1）提前出现的房性异位 P 波，形态异于窦性 P 波。

（2）P'R 间期在正常范围或延长，成人＞ 0.12 s，小儿＞ 0.10 s。房性期前收缩的前传功能取决于以下几方面。

①房内异位起搏点的部位。

②房性期前收缩的提早程度。

③房性期前收缩之前心动周期的长度。

④房室结的不应期。通常房性期前收缩的前向传导是正常的，倘若 PR 间期＜ 0.10 s，

提示有旁路存在或期前收缩起源于房室交界区而不在心房内。

（3）QRS 波的形态表现可有三种形式。

①与窦性 QES 波相同。

②伴有室内差异性传导者，QRS 波变异。

③未下传的房性期前收缩在异位 P' 波之后无 QRS 波。

（4）房性期前收缩之代偿间歇多为不完全性。偶尔为完全性。

三、其他心电图特征

（一）异位房波

房性期前收缩的 P 波（用 A 标志）形态与窦性 P 波不同。其形状因异位起搏点的起源部位而异，起源于窦房结附近，则与窦性 P 波相似，离窦房结越远，形态差异越大，起源于心房下部，房性期前收缩的 P 波呈逆行性。

异位房波起源部位的基本判定方法：根据 aVL 导联和 V_1 导联的 P 波形态，辨别房性期前收缩起源于右心房或左心房，其次是Ⅱ、Ⅲ和 aVF 导联的 P 波向量是向下或向上（P' 波正向或负向），判定房性期前收缩起源于心房的上部或下部。此外，如果房速的 P 波间期明显短于窦性心律的 P 波间期，提示房性期前收缩起源于房间隔部位。

P 波：（1）在体表 12 导联心电图中，aVL 和 V_1 导联的 P 波形态对鉴别右心房或左心房起源的价值最大。

（2）V_1 导联的正向 P 波对判定左心房房速的敏感性为 92.9%，特异性 88.2%，阳性和阴性预测值分别为 86.7% 和 88.2%。这与左心房处于心脏后部正中的解剖位置有关，左心房的激动产生一个向前的去极化向量，即在 V_1 导联上显示为正向 P 波。而 88.2% 右心房房速的 V_1 导联 P 波为负向或双向波。

（3）以 aVL 导联的双相或正向 P 波作为左心房房速的诊断标准（敏感性和特异性分别为 88.2% 和 78.6%，阳性和阴性预测值分别为 83.3% 和 84.6%）。

（4）Ⅱ、Ⅲ和 aVF 导联的正向 P 波，提示起源部位在心房上部。反之，如 P 波为负向，提示房速位于心房的下部。

（5）由于右心房界嵴上段与左心房右上肺静脉的解剖结构相邻近，故起源于这两处的 P 波形态较为相似，两者均能在 aVL 导联上表现为正向 P 波；但是，如果在窦性心律时 V_1 导联的 P 波为双相，而在房速时 P 波变为正向，则有助于判定为右上肺静脉口部的房性心律失常。

发生在舒张早期的房性期前收缩常隐藏在 T 波内，形态不易辨认，故描记时应选 P' 波明显的导联，如Ⅱ、aVF 导联，必要时可加大定准电压（1.0 mV 等于 20 小格），并加快描记图纸的速度（每秒 50 mm），以便清楚地显露 P–QRS–T 各波形，或同步描记多导心电图利于辨认异位 P 波及准确测量期前收缩的联律间期。如 P' 形态多样在 3 种以上，联律间期及 P'R 间期不等，称多源性房性期前收缩。当房性期前收缩形态相同，而联律间期不等时，应注意房性并行心律的可能，但这种情况非常少见。舒张晚期的房性期前收缩，由于窦性激动已传入心房，两者可以在房内发生干扰，形成房性融合波，其 P 波形态介于房性期前收缩与窦性 P 波之间。

（二）房性期前收缩伴随的各种干扰现象

房性期前收缩的代偿间歇多为不完全性的，这是因为心房与窦房结相近，激动容易侵入窦房结发生窦房结内干扰，而打乱窦房结的原有节律。偶见舒张晚期的房性期前收缩，在尚未到达窦房结时，窦性激动已发生，两种激动在窦房间相互干扰，窦房结原有节律亦未打乱，故期前收缩有完全代偿间歇。由于房性的异位激动极易逆入窦房结而打乱窦性本身的节律，故插入性的房性期前收缩很少见。完全性房室干扰所致未下传的房性期前收缩、不完全性房室干扰所致的 PR 间期延长、隐匿性传导以及心室内干扰所致的室内差异性传导等均已在相关章节叙述，故不重复。

（三）联律及联律间期

房性期前收缩与期前窦性 P 波的间距为房性期前收缩的联律间期。由于期前收缩的房波常隐藏在 T 波内不易辨认，因而影响联律间期的准确测量。同一折返途径及相同传导速度的房性期前收缩联律间期相等。房内异位起搏点自律性不同，所产生的期前收缩联律间期不同。如果配对间期显著不等且 P' 波形态一致，则需考虑房性并行心律的可能。如果配对间期显著不等，且 P' 波形态各异，则可能为多源性房性期前收缩。房性期前收缩可呈联律形式，但比室性期前收缩少见。频发的房性期前收缩可发展成房性心动过速。紊乱性房性心律常为心房颤动的先兆。

（四）房性反复心律

房性期前收缩的激动通过房室交界区下传心室过程中。在交界区下部沿另一条途径返回，再次激动心房，产生房性反复搏动。激动若在交界区折返至心房而发生前向传导阻滞或干扰，则不激动心室，即只有逆行 P' 波，而无 QRS 波产生，称为不完全性房性反复搏动。若再次激动心房又同时激动心室、心电图上表现 P'–QRS– 逆 P' 图形，称完全性反复搏动。房性反复心律心电图诊断标准如下：

（1）有两种不同形态的 P 波。第一个 P 波可为窦性，也可为房性异位 P 波，第二个 P' 波为逆行性，PP' 时距小于 0.50 s。

①两个 P 波间可有 QRS 波（即完全性），也可无 QRS 波（不完全性）。

②多数 PR 间期明显延长，RP' 间期缩短。

（五）房性并行心律

房性并行心律并行异位起搏点位于心房，很少见。

心电图诊断标准如下：

（1）异位房性搏动与其前窦性 P 波的联律间期不固定。

（2）异搏间期互相间成简单倍数关系。异搏的频率较窦性为慢，一般在 33～55 次 / 分。

（3）房性融合波较少见，这是因为房性异位激动可以侵入窦房结内或窦房交界处干扰窦性激动的形成或传出，因而只有心房去极化波而未能形成融合波，此点与室性并行心律不同。

偶尔并行心律的激动干扰窦房结，使窦房结周期重建，于是窦性激动主动与并行心律配对，两者间联律间期（即 R'R 间期）固定。这种异位激动干扰窦房结现象称反相耦联或逆配对现象，这在房性并行心律较常见，此时心电图极似期前收缩二联律。可通过描记足够长的同一导联的心电图或通过运动或应用交感神经药等方法改变窦性心律，以便鉴别。在异位起搏点自律性增强伴有传出阻滞消失时，表现为房性并行心律性心动过速，频率可很快，偶尔达 400 次 / 分，发作可呈持续性或间歇性。

（六）房性期前收缩隐匿性前向传导

有时房性期前收缩隐匿性前向传导可导致基本心律发生变化，最常见表现为未下传房性期前收缩。虽然不引起心室去极化，但在房室交界区内隐匿性传导，致使被阻滞的房性期前收缩的后一次或一次以上窦性心搏 PR 间期延长。

（七）被“跨越”的 P 波

过早出现的房性期前收缩，其下传的心室搏动并非是紧接着 P' 波后的，中间可夹有另一个心室波，这种 P 波称为被“跨越”的 P' 波。此时紧接着该 P' 波后的 QRS 波并不是此 P' 波下传的，而是前一次 P' 波下传的。这时常伴随一个很长 P'R 间期，一般可达 0.50～0.60 s，但如超过 0.80 s 则很少见。

四、鉴别诊断

（1）未下传的房性期前收缩与 ST 段或与 T 波重叠时，房性期前收缩不易辨认，易被误为窦房阻滞或窦性静止。若此种期前收缩呈二联律易误为窦性心动过缓或二度房室传导阻滞伴室相性窦性心律不齐。对以上情况临床应注意寻找隐藏在 ST 段或 T 波中的房性异位 P' 波。

（2）窦性游走性心律中 P 波形态变异、PP 间距不等，易误为房性期前收缩。而发生较晚的房性期前收缩易误为窦性心律不齐。应注意分析 P 波形态变化规律与窦性周期长短变化的关系，P 波是突然提前或逐渐提前，是否有代偿间歇等以资鉴别。

（3）房性期前收缩伴室内差异性传导与室性期前收缩相似，鉴别见室性期前收缩节。

（4）房室交界性期前收缩起源于心房下部的低位房性期前收缩与具有逆向 P 波在前的房室交界性期前收缩相似。特别是当交界性期前收缩下传心室过程有传导障碍而出现 PR' 间期正常或延长时，两者不易区别。目前认为此两种期前收缩区分意义不大，可都归属于交界性期前收缩范畴。

（5）未下传的房性期前收缩 P' 波，常隐匿在前一心动周期的 QRS–ST–T 波中，如未能识别常能被误诊为窦房阻滞。在诊断窦房阻滞及严重的窦性心动过缓时，必须仔细检查前一心搏的 ST–T 上是否隐藏着 P' 波。如果发生 T 波变形，出现切迹、圆钝、增高、降低等，则应考虑为未下传房性期前收缩所致。房性期前收缩二联律如 P' 波和窦性 P 波形态相似，也易误诊为窦房阻滞。

（王晓丽）

第三节　房室交界性期前收缩

交界性期前收缩是指起源于房室交界区的异位起搏点的期前收缩。交界区发出的激动具有双向传导的特点，从交界区逆传之心房，形成逆行 P' 波，下传至心室形成 QRS 波群。

一、心电图诊断

（1）提前出现的 QRS 波的形态与窦性相同，或因室内差异性传导而发生畸形。

（2）交界性期前收缩的 P 波为逆行性（$P_{Ⅱ、Ⅲ、aVF}$ 倒置，$P_{Ⅰ}$ 常直立，P_{aVL} 波的平均电

轴为 -90° ～-60° ），与 QRS 波关系可有三种形式。

①逆行 P' 波出现在 QRS 波群之前，其 P'R 间期可小于正常范围，成人 < 0.12 s，小儿 < 0.10 s，或比窦性 PR 间期稍短。

②逆行的 P 波出现在 QRS 波群之后，RP' 间期小于 0.20 s。

③ QRS 波前后均无 P' 波。

（3）代偿间歇多为完全性。

（4）起源于冠状静脉窦，以及左、右心房下部的异位搏动，P' 波也具有某些与交界性期前收缩相似的特点，在心电图上不能将此与起源于房室结上部的交界性期前收缩加以区别。

二、其他心电图特征

（一）逆行 P' 波

房室交界区的激动可逆向传入心房产生逆行 P' 波，同时前向传入心室产生 QRS 波。根据逆向、前向传导速度的不同，P' 波可出现在 QRS 波之前、中间或后面。偶见晚发的房室交界性期前收缩的逆向 P' 与窦性 P 波形成房性融合波。

（二）P'R 间期交界性期前收缩

其前如有逆行 P' 波，PR 间期多小于正常范围。如伴有一度逆向传导阻滞时，P'R 间期可正常或延长。来自于左、右心房下部（包括冠状窦部位）及房室交界区上部（心房扩展部，包括二尖瓣及三尖瓣环）的期前收缩，激动逆向去极化出现逆行 P' 波，但 P'R 间期正常，也属于房室交界性期前收缩的范畴。

（三）房室交界性期前收缩伴随的各种干扰现象

交界区的激动一般不侵入窦房结，因此期前收缩的代偿间歇多为完全性，只有少数为不完全性代偿。窦性心律较慢时，插入性的期前收缩则无代偿间歇。晚发的交界性期前收缩，因与窦性激动在交界区发生干扰，心房由窦房结控制，心室由交界性期前收缩激动控制，发生完全性干扰性房室脱节，在交界性期前收缩的前或后有窦性 P 波存在。此时 P 波与 QRS 无传导关系。发生在舒张早期的交界性期前收缩，激动逆传心房而不能下传心室形成未下传的交界性期前收缩，心电图上有逆行 P' 波而无 QRS 波，应注意与未下传的房性期前收缩鉴别。发生较早的交界性期前收缩在逆传心房过程中可发生干扰性 RP' 间期延长，下传心室时也可因室内干扰发生差异性传导。偶见舒张晚期期前收缩在心房与窦性激动相遇产生房性融合波。隐匿性交界性期前收缩较为少见。若交界性期前收缩（如插入性期前收缩）前向传导及逆向传导均发生房室完全性干扰，心电图上看不见期前收缩，但其后窦性激动受到意外干扰（如窦性 P 波不下传、PR 间期延长等），提示隐匿性交界性期前收缩的存在。故在交界性期前收缩的心电图中出现间歇性一度或二度房室传导阻滞，应注意隐匿性期前收缩存在的可能。

（四）联律及联律间期

房室交界性期前收缩可呈联律形式，可成对出现，如 3 个以上期前收缩相连出现，则构成期前收缩性交界性心动过速。当联律间期不固定时，应注意交界区并行心律的可能。

（五）房室交界性反复搏动（反复心律）

交界性期前收缩激动在下传心室同时沿交界区内一条通道缓慢逆传去极化心房，后在交界区上部折返沿另一条通道下传去极化心室，形成交界性心房反复搏动。心电图表现为 QRS– 逆行 P' 波 –QRS。

（1）第一个 QRS 波为交界性期前收缩。

（2）期前收缩后有逆行 P' 波，RP' 间期大于 0.20 s。

（3）两个 QRS 波间距在 0.50 s 左右。

第 2 个 QRS 波形态多同正常窦性，或因室内差异性传导而变形。如期前收缩激动在交界区上部发生逆向传导阻滞，则产生不完全性反复激动。此时期前收缩后有 QRS 波面无逆行 P' 波，可记录希氏束电图以明确诊断。有时可见隐匿性反复搏动，即激动折返下传产生传导障碍而未传入心室，心电图上无 QRS 波，但交界区产生一个新的不应期，使随后来的激动传导延缓或中断。交界性反复搏动与逸搏夺获心律（伪反复心律）区别在于后者是窦性 P 波落在交界性期前收缩之后所发生的心室夺获，因此两个 QRS 波之间所夹的是窦性 P 波而不是逆行 P' 波。

（六）房室交界性并行心律

本病较少见。心电图诊断标准如下：

（1）交界性异位搏动的联律间期不固定。

（2）各异搏间期间有最大公约数。

（3）室性融合波很少见。

三、鉴别诊断

（一）室性期前收缩

交界性期前收缩伴室内差异性传导，其前无逆行 P' 波者与室性期前收缩不易鉴别。如同一幅心电图同时有交界性期前收缩存在，则可为交界性期前收缩佐证。若畸形的交界性期前收缩 QRS 波之后有逆行 P' 波，则易被误认为伴有逆行传导的室性期前收缩，两者不易区别。交界性期前收缩伴有逆向传导阻滞，RP' 间期延长，两者也不易鉴别，但室性期前收缩伴逆行传导较为少见。

（二）房性期前收缩

伴有逆向传导 P' 波而未下传的交界性期前收缩易被误认为未下传的房性期前收缩，如描记到下传的交界性期前收缩或房性期前收缩可帮助鉴别。伴有逆向传导阻滞的交界性期前收缩，P'R 间期可正常或延长，应注意与房性期前收缩鉴别。房性期前收缩和房室交界性期前收缩统称为室上性期前收缩，两者区别无重要临床意义。

（王晓丽）

第四节　窦性期前收缩

窦性期前收缩是一种相对罕见的期前收缩，是指窦房结起搏点突然提早发放激动，或激动在窦房结内折返引起的期前收缩，多为偶发，有时可形成二联律、三联律。窦性期前收缩不易被证实，一般不引起临床症状。窦性期前收缩的存在提示期前收缩不一定均起源于异位起搏点，还可以起源于正常起搏点（窦房结）。窦房结提前发出激动，形成窦性期前收缩，较罕见。

一、心电图诊断

（1）期前出现的 P–QRS–T 波，均与窦性者相同。

（2）联律间期固定。

（3）代偿间歇不完全。由于期前收缩激动发出同时正常窦性起搏点周期重建，期前收缩与其后第一个窦性搏动的 PP 间隔等于正常窦性周期，即等周期代偿间歇。

二、鉴别诊断

（一）窦性心律不齐

窦性心律不齐时，PP 间隔的长短及 P 波形态变化是逐步的，常与呼吸有关，而窦性期前收缩是突然提前，无上述现象。

（二）房性期前收缩

房性期前收缩的 P' 波形态及 PR 间期异于窦性 P 波与 PR 间期，期前收缩与其后 P 波间距常大于一个窦性周期。

（三）窦房阻滞

窦性期前收缩呈二联律者，与第二度窦房阻滞很难鉴别，除非二联律暂时消失，出现窦律时方可鉴别。

（王晓丽）

第五节　期前收缩的临床意义

一、期前收缩的病因

期前收缩是小儿最常见的一种心律失常，可见于健康儿童及有心脏病者。期前收缩可由以下因素引起。

（1）感染：急性传染病（如猩红热、白喉、百日咳、伤寒等），病毒感染（如腺病毒、乙型脑炎病毒、柯萨奇病毒等）多见。

（2）心脏疾病：感染性心肌炎的心律失常以期前收缩多见。原发性心肌病可有各种期前收缩。二尖瓣狭窄伴左房扩大，缩窄性心包炎伴双房扩大及肺源性心脏病右房扩大等心房扩大和 / 或房内压力增高时常见房性心律失常，包括房性期前收缩、房性心动过速及紊乱性房性心律。先天性或后天性长 QT 综合征常伴有室性期前收缩及心动过速。二尖瓣脱垂患者容易出现室性期前收缩，尤其是运动后。川崎病及缺血性心脏病、各种原因的心力衰竭（特别是器质性心脏病所致）、先天性心脏病、贫血性心脏病、高原性心脏病及左室假腱索等均可并发期前收缩。

（3）缺氧窒息、呼吸道梗阻、肺部实变性疾病以及麻醉等。

（4）自主神经的功能紊乱、迷走神经或交感神经兴奋均可产生期前收缩。精神因素、情绪激动、紧张、恐惧、过度劳累可诱发期前收缩。有的与体位有关，如只在安静平卧时出现。吞咽动作、胃部饱满、胆道感染、泌尿道等内脏反射作用可致期前收缩。甲状腺功能亢进患者常见有期前收缩。吸烟、饮酒或咖啡等也可诱发期前收缩。

（5）心导管检查术及心脏手术直接机械刺激心脏可造成各种期前收缩。

（6）药物作用：洋地黄、奎尼丁、普鲁卡因胺、钾盐、钙剂、锑剂、拟肾上腺素能药物、乙酰胆碱、利舍平及麻醉药应用中出现期前收缩往往表示毒性反应。

（7）电解质紊乱：如高血钾及低血钾、高血钙及低血钙、酸中毒等。

二、特发性室性期前收缩与器质病变的室性期前收缩

1. 期前收缩确诊后

期前收缩确诊后，应考虑以下各项：

（1）期前收缩的类型：房性与房室交界性统称为室上性期前收缩，室性期前收缩比室上性临床意义大。窦性期前收缩罕见，其临床意义不大。2 种以上类型期前收缩同时存在意义大。

（2）发生的频数：频发，呈联律、成对或连续 3 个以上的期前收缩有意义。

（3）伴随的其他心电图改变：例如 ST–T 改变、房室扩大、传导阻滞、QT 间期延长等。

（4）运动与期前收缩的关系：运动时期前收缩增加有意义。

（5）寻找期前收缩的病因：在评价期前收缩的临床意义上，以往将期前收缩分为良性与病理性两大类。目前将室性期前收缩分为特发性室性期前收缩与器质性室性期前收缩。特发性室性期前收缩多来源于右室流出道和左室间隔部，非病理情况所致，除期前收缩以外心电图无其他异常。心脏物理检查、X 线、超声心动图检查均正常，无器质性心脏病依据，一般无严重后果，可持续数年，不影响心功能及生长发育。但是，如果期前收缩频发，超出总心搏数 10%，可引起心律失常心肌病。器质病变的室性期前收缩多由器质性心脏病引起，两者的临床意义、处理原则和预后不同。从心电图表现，具有以下特征的室性期前收缩提示器质病变室性期前收缩的可能。

①频发和连续的期前收缩，呈联律、成对或 3 个以上的期前收缩重复出现，常是阵发性心动过速先兆。

②多形性期前收缩。

③ QRS 波宽大畸形特别显著，或呈低电压。

④同时合并其他心电图异常，如缺血性 ST–T 改变，QT 间期延长，传导阻滞（心房内、房室、心室内）。

⑤各种类型期前收缩（室上性、特发性室性期前收缩与器质病变室性）同时存在。

⑥运动后或心率增快时期前收的室性期前收缩增加。

⑦洋地黄应用过程中出现的期前收缩

2. 鉴别检查

鉴别室性期前收缩性质，必要时应进一步做以下检查。

（1）心电图负荷试验：观察运动对期前收缩的影响，运动中或运动后期前收缩频率增加或有其他阳性发现有临床意义。

（2）动态心电图监测：观察不同的生理状态下期前收缩频率及变化，作定性及定量分析。室性期前收缩出现的频率常以每小时的期前收缩的平均数表示，动态心电图或遥测 24～72 小时心电图更为准确地、客观地、定量地反映期前收缩频率。也可用心率校正后（例如每 1000 个 QRS 波中）的室性期前收缩的平均数表示其频率。有心室晚电位的患儿有发生严重快速室性心律失常的危险，记录信号平均心电图有助于判断病理性期前收缩的诊断。有些病例在判断良性与病理性期前收缩仍有困难，则需要长期随访观察方可定论。

（3）临床电生理检查：对复杂性室性期前收缩（如成对、连续3个或更多期前收缩，多形性）可考虑进行电生理检查，以明确期前收缩定位，推断发病机制，选择和观察药物治疗效果，也可同时做射频消融治疗。

（王晓丽）

第八章　室上性心动过速、房扑、房颤及预激综合征

第一节　室上性心动过速

室上性心动过速（supraventricular tachycardia，SVT）是临床上最常见的心律失常之一。经典的定义是指异位快速激动形成和/或折返环路位于希氏束分叉以上的心动过速，传统上分为起源于心房和房室交界区的室上性快速性心律失常。其是包括许多起源部位、传导路径和电生理机制及临床表现、预后意义很不相同的一组心律失常。临床实践中，室上性心动过速包括多种类型，发生部位除了涉及心房、房室结、希氏束外，心室也参与房室折返性心动过速的形成，后者也归属于室上性心动过速的范畴。因此，有学者将其重新定义为激动的起源和维持需要心房或房室交界区参与的心动过速。按照新定义，室上性心动过速包括窦房结折返性心动过速、房性心动过速、房室结折返性心动过速、房室折返性心动过速、房扑、房颤及其他旁路参与的心动过速。心电图上室上性心动过速除了功能性和原有的束支阻滞、旁路前传引起 QRS 波群增宽（QRS 时限 20.12 s）外，表现为窄 QRS 波群（QRS 时限＜0.12 s）。虽然室上性心动过速的名称应用较广，但“窄 QRS 波群心动过速”这一术语较之更合适，且有临床价值。从心电图形态上可以将窄 QRS 波群心动过速和宽 QRS 波群心动过速容易地区别开来。电生理研究表明，室上性心动过速的发生机制包括折返性、自律性增高和触发活动，其中绝大多数为折返性。

一、折返性室上性心动过速

折返性室上性心动过速多呈阵发性发作，为小儿室上性心动过速最多见的类型。

（一）*房室结折返性心动过速*（atrioventricular nodal reentrant tachycardia，AVNRT）

房室结解剖上呈迷路样结构，容易发生不均匀性传导、递减传导和单向传导阻滞，在房室结内可形成 2 条或多条纵向功能性分离径路。这些径路的不应期和传导性不同，快径的传导速度快而不应期长，传导慢速率的激动，如窦性激动。慢径传导速度慢而不应期短，传导快速率的激动，如期前收缩。快、慢两径在房室交界区的近端和远端有一共同通道。图 8–1 示正常窦性心律激动沿快径（β 径）前传到心室，同时也经慢径（α 径）缓慢前传，但在交界区下部的共同通道遇到已通过快径下传的激动的不应期而受阻消失。如发生一适时的房性或窦性期前收缩，正值快径处于前一激动的不应期，期前收缩激动则沿慢径前传心室，当缓慢传导到交界区下部共同通道时，如恰逢快径已恢复其应激性，激动即可沿快径快速逆传心房产生逆行 P 波。若此时慢径已脱离其不应期，此激动又可在交界区上部共同通道处折返，沿慢径再次前传，后又可经快径逆传，如此激动在慢、快径周而复始地折返运动，形成慢快型的房室结折返性心动过速。当期前收缩激动遇慢

径不应期，激动可由已脱离不应期的快径前传，再由慢径逆传，形成快慢型房室结折返性心动过速。

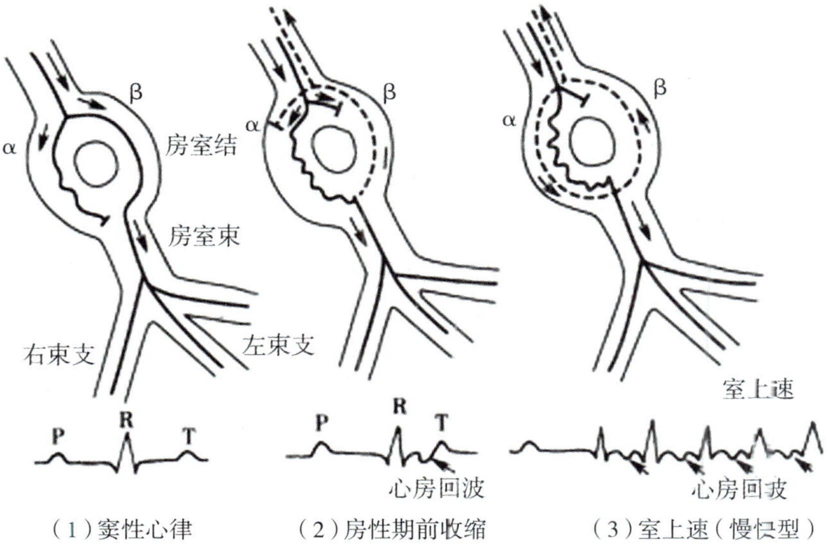

图 8-1　房室结双径路及折返示意图

α. 慢径；β. 快径

1. 慢快型（slow-fast type，SF）

慢径前传，快径逆传多见，约占房室结折返性室上速的 90%。

心电图特征如下：

（1）逆传性 P 波（Ⅱ、Ⅲ、aVF 导呈倒置或双相，V_1 导直立）。P' 多与 QRS 波重叠看不清，也可在 QRS 波后，形成假性 S 波或假性 r 波。

（2）PR 间期延长，RP 间期短，RP ＜ PR。

（3）QRS 波正常，RR 绝对匀齐。频率为 140～250 次 / 分。

本型激动由慢径前传的传导时间多长于房室束支的不应期，故相对少见发生室内差异性传导。原有束支传导阻滞者，则室上速时 QRS 波形态异常。

2. 快慢型（fast-slow type，FS）

快径前传，慢径逆传。约占房室结折返性室上速的 10%。常呈持续发作，不易终止。

心电图特征如下：

（1）逆行性 P 波在 QRS 波前，可形成假性 q 波。

（2）RP' 间期长，PR 间期短，即 RP ＞ PR

（3）QRS 波正常，RR 绝对匀齐，频率 170～250 次 / 分，可发生室内差异性传导。

当慢、快径的不应期相近似时，激动前传与逆传速度相仿，心电图不易分型。如应用 β 受体阻滞剂或洋地黄等药物使两径不应期差异明显，可证实双径存在，有助于判断室上速类型。

房室结折返性心动过速中快径和慢径是折返的必需途径，而心房、心室可不参与。心动过速的激动若在共同通道或心房内传导受阻，可出现不完全性室房折返，此时心室率大于心房率。若激动前向传导受阻，可出现不完全性房室折返，此时心室率低于心房率。

此种情况虽少见，但这是与房室折返性室上速的区别之一。

心电图提示房室结双径路的常见表现有以下几方面：

（1）反复搏动和反复性心动过速（房性、交界性或室性）。

（2）有 P–QRS–QRS 图形，貌似交界性或室性期前收缩成对出现，实际上是 1 次房性激动分别沿快、慢径前传产生的二次室性搏动。

（3）两种不同的 PR 间期交替出现，是激动由快、慢径间歇传导所致房室结三径或多径路较少见，心电图可出现三种或多种固定的 PR 间期。其有双径路的儿童约 60% 发生房室结折返性心动过速。确诊双径路需做希氏束电图或电生理检查（心腔内、食管）。

（二）房室折返性心动过速（atrioventricular reentrant tachycardia，AVRT）

在预激综合征者，房室间除正常传导系统外还存在旁道，致使激动部分或全部通过旁道前传或逆传，激动在正常传导系统与旁道间或旁道与旁道间折返运动，形成环形运动性心动过速（cirus movement cachy cardia，CMT），又称房室折返性心动过速。显性预激综合征合并 CMT 由肯氏（Kent）束参与折返环路，有两种类型。

1. 顺传型

约占房室折返性心动过速的 90%，激动经房室传导系统（慢通道）前传，经旁道（快通道）逆传。激动折返的途径是心房－房室交界区－希浦系－心室－旁道，为房室间大折返。

心电图特征：

（1）QRS 波后有逆行 P' 波，RP' 间期＜ P'R 间期，偶见旁道逆行传导延缓，RP' 延长＞ 1/2 RR 间期。如Ⅰ导联 P' 波倒置表明旁道在左后侧。

（2）QRS 波正常，偶见室内差异性传导。RR 匀齐，频率 160～260 次 / 分，最快可达 300 次 / 分以上。

（3）房室传导呈 1∶1。

（4）窦性心律时可有典型预激综合征图形。

本型常发生频率依赖性束支传导阻滞（尤以左束支阻滞型多见）。其原因是随心率的增快，交界区不应期缩短，室上性激动遇到束支相对不应期。当旁道与频率性束支阻滞为同侧时，激动先沿正常侧束支传导，后沿阻滞侧束支传导，致 PR 间期及心动周期延长而心室率减慢。如发生束支阻滞伴心室率增快，则表明旁道在束支阻滞的对侧。偶尔可发生 RP' ＞ P'R，可能由后间隔旁道参与逆传所致。

2. 逆传型

此型较少见。激动折返方向与顺传型相反，旁道前传，交界区逆传。折返途径方向为心房—旁道—心室—希浦系—房室交界区。

心电图特征如下：

（1）逆行性 P' 波常埋在 QRS 波中，偶可见位于 QRS 波前，P'R 间期极短，RP' ＞ P'R。

（2）QRS 波宽大畸形，有明显的预激波。QRS 波时间成人大于 0.14 s，小儿小于 0.12 秒。RR 匀齐，频率 150～250 次 / 分，最快可达 300 次 / 分以上。

（3）房室传导呈 1∶1。

（4）窦性心律时可有典型预激综合征图形。

肯氏束参与的房室折返性室上速，心室为折返的必需途径，无房室脱节、心室夺获及房室传导阻滞发生。逆传型 CMT 的激动经传导速度快，不应期短的旁道前传，可致心室率过快，血流动力学改变类似于室性心律失常，甚至室颤。适时的期前收缩（包括室性期前收缩）常可诱发或终止室上速。

逆传型与顺传型心电图鉴别主要在于前者 RP' 间期明显延长，室上速发作时 QRS 波畸形，而后者 RP' 间期短（大于 P'R 间期）且常可见逆行 P' 在 QRS 波后出现，发作时 QRS 波正常。逆传型 CMT 时 QRS 波宽大畸形与室性心动过速图形相似，如已知为预激综合征者，CMT 时 QRS 波形态同窦性心律预激征的图形，则诊断为前者。此外，逆传型 CMT 用刺激迷走神经方法可终止发作，不伴有房室分离及房室传导阻滞，多见于无器质性心脏病者等，其特点也与室速不同。

隐匿性预激综合征是指房室旁道只有逆传功能而无前传功能。CMT 时激动折返途径为心房→房室交界区→希浦系→心室→隐匿旁道，同顺传型。若旁道作为快通道（快旁道），心电图 RP' ＜ P'R；如作为慢通道（慢旁道），则 RP' ＞ P'R。CMT 时的 QRS 波起始部可呈现预激波样顿挫。隐匿旁道的 CMT 与房室旁道顺传型 CMT、房室结折返性室上速的慢快型心电图鉴别困难时，需进行电生理检查。

持久性交界性心动过速现已被证实在室间隔右后部与心房下部冠状窦附近存在有递减性逆向传导的隐匿慢旁道。CMT 时为顺传型折返，激动在旁道逆传非常缓慢，RP' 间期明显延长，故称长 RP' 心动过速。因其多呈持续性发作，故又称持久性交界性心动过速，偶见间断发作。心电图表现 QRS 波正常，频率 170 次 / 分左右，有逆型 P' 波，RP' ＞ P'R，无房室传导阻滞。本型约占房室旁道 CMT 的 10%。本型的确诊及与慢快型房室结折返性室上速、房性异位心动过速的鉴别，需做电生理检查。

房束旁道（James 束）存在时，窦性心律表现为短 PR 综合征。在合并 CMT 时，激动在旁道与房室交界区、希氏束间折返。顺传型折返时旁道为逆传径，心电图表现有一逆行 P' 波在 QRS 波后，P'R ＞ RP'，QRS 波正常，PJ 间期缩短。因心室不参与折返，房室传导可不固定，也可有房室脱节，有别于肯氏束顺传型 CMT。逆传型折返时旁道为前传径，心电图为短 PR 间期，QRS 波起始部可略有增宽错折或者正常，可有房室脱节，与肯氏束逆传型 CMT 不同。

马氏束（Mahaim 束）旁道又称异型预激综合征。合并 CMT 时，激动在交界区、希氏束、束支与心室肌间折返，心室为折返的必需途径，此型少见。CMT 时 PR 间期正常，QRS 波可有起始部错折和时间增宽，Ⅰ导联呈 R 波，V_1 导联呈 S 型。因心房及房室交界区非折返必需途径，故可无逆行 P' 波，而可有窦性 P 波及房室脱节。近年来心电生理研究发现，在右房侧壁与右束支终端间有一条旁道，或称房束旁道。此旁路具有传导缓慢、不应期短及递减传导的特点。在窦性心律时，心电图可有一度房室传导阻滞及类左束支阻滞的图形。此旁路只有前传功能而无逆传功能，当发生 CMT 时，室上性激动经旁路下传、房室结逆传，心电图表现有以下几种。

（1）QRS 波宽大，畸形，类左束支传导阻滞图形。

（2）PR 间期延长。

（3）心电轴左偏。

当多条旁道存在时可有旁道间 CMT。因参与折返的旁道种类、数目及激动折返的方向和速度的不同组合，故心电图可表现多样。例如双侧肯氏束间折返或肯氏束做前传径，马氏束做逆传径，心电图与逆传型 CMT 相似。若肯氏束逆传马氏束前传，心电图呈现预激综合征图形。旁道间 CMT 心电图诊断较困难，以下心电图表现应注意多条旁道存在及旁道间 CMT。

（1）出现两种不同频率的心动过速。

（2）顺传型与逆传型交替出现。

（3）出现两种不同的逆传型。

（4）单侧旁道的预激波方向与 QRS 波心电轴不一致。

房室旁道合并房室结双径或多径时，窦性心律可有预激综合征图形。室上速时可呈逆传型，激动由旁道前传，而房室结前传不显示（表明旁道不应期短于双径）。也可呈房室结慢快型（即激动遇到旁道及快径不应期）。常规体表心电图对诊断房室旁道 CMT 有很大局限性，电生理检查可确定旁道的位置、CMT 时参与的旁道及折返途径，能为与其他的阵发性室上速的鉴别提供依据。

房室旁道 CMT 与房室结折返性室上速在临床上均呈突发突止，多无器质性心脏病，少数伴有如先天性心脏病等器质性心脏病。室上速频率范围重叠大，刺激迷走神经可以终止，心电图表现顺传型与慢快型、逆传型与快慢型相仿，两者鉴别可参考表 8–1。

表 8–1　房室结折返性室上速与房室旁道 CMT 的鉴别

项目	房室结折返性室上速	旁室旁道 CMT
逆行 P' 波	与 QRS 波重叠多看不清	多可见在 QRS 波后，形态与旁道位置有关
频率性束支传导阻滞	较少见，尤其左束支阻滞	多见，左束支阻滞伴心室率减慢可确诊
ORS 波交替电压	约 1/3 有	多数有
QRS 波形态	—	全部胸导以正向为主，确诊可能性大
RP' 间期	多数 RP' $<$ 70 ms	大多数 RP' $\geqslant$ 110 ms
诱发室上速的房性期前收缩	多数 P'R 间期明显延长	无 P'R 延长

（三）窦房结折返性心动过速（SANRT）

本型少见，激动在窦房结内或窦房结与心房连接处连续折返形成心动过速。发生机制为窦房结周纤维存在不应性和传导性不同的纵向功能性分离的双径路，窦性或窦 – 房连接处的激动沿处于相对不应期的一条径路缓慢传导，另一径路得以脱离不应期，继而激动沿后一径路传出，产生窦性回搏，如激动连续折返便形成此型室上速。心电图上 P 波形态与窦性相同，PP 均齐，频率成人 100～170 次 / 分，小儿可达 270 次 / 分，P 波在 QRS 波前，PR $<$ RP，QRS 波正常。窦性心律时可有窦性期前收缩。诱发室上速的期前收缩联律间期相等，无代偿间歇。室上速终止后停搏时间多等于或稍长于窦性周期。常呈反复阵发性发作并可自行终止。

本型与窦性心动过速的鉴别在于后者心率变化为逐渐的而非突发突止，频率较前者慢，PP 间距不甚匀齐，频率差别可在 10～15 次 / 分，刺激迷走神经不能终止。当本型的 P 波因节奏点在窦房结内的部位不同而变异时，不易与房内或房室结折返速的 P 波区别，需做电生理检查确诊。

（四）房内折返性心动过速（intra atrial reentrant tachycardia，IART）

IART 多见于器质性心脏病特别是先天性心脏病术后。产生机制为房内传导束（特别是房间束）或心房肌纵向功能分离为两条径路，或围绕手术瘢痕构成房内折返途径。阵发性发作，异位 P' 波多易辨认，P'P' 匀齐，频率 110～170 次 / 分，可高达 250 次 / 分，P'R 间期正常，RP' ＞ P'R，QRS 波正常。诱发室上速的房性期前收缩无 P'R 间期延长，可伴有房室干扰或房室传导阻滞。窦性心律时可有房性期前收缩。

兴奋迷走神经法（如按压颈动脉窦）可使房室结或房室折返性室上性心动过速产生房室传导阻滞而减慢心室率，并可使折返性室上速终止。而对窦房结折返性及房内折返性室上速多减慢房室传导，但较少转复。

室上速因心室率较快，致心室舒张期缩短及冠状动脉灌注不足，常出现缺血性 ST–T 改变。转复后因电张力影响可致一过性 P 波增高，常持续 1～2 周。这些称为心动过速后综合征，多于数天后恢复。

本病通常称为反复性室上性心动过速，是指激动在房室交界区折返形成的心动过速，产生机制与房室结双径或多径有关。与折返发生在窦房结、心房内、旁道等其他类型折返性室上速的不同在于折返部位不同，即前者折返只发生在房室交界区。

本病依诱发室上速的第一个节奏点的部位分别命名为窦性、房性、交界性或室性反复性心动过速。心电图共同特征是在 QRS 波后均有逆 P' 波。第一个期前收缩如为房或窦性期前收缩，则 P'R 间期延长。如为交界性期前收缩，则多有 RP' 间期延长。

（五）折返性室上性心动过速的鉴别诊断

1. 窦性心动过速

小儿窦性心动过速的频率随年龄不同而变化，婴儿可达 200 次 / 分。折返性室上速与窦性过速的 QRS 波均为室上型，房室传导多呈 1 ∶ 1，有时鉴别困难，表 8–2 可供鉴别参考。

表 8–2　窦性心动过速与折返性室上速的鉴别

项目	窦性心动过速	折返性室上性心动过速
频率	2 月龄以下＜ 230 次 / 分，婴儿及儿童＜ 210 次 / 分	60% 以上＞ 230 次 / 分
QRS 波形态	均正常	可有差异性传导
RP（或 PP）	不匀齐	匀齐，突发突止
P 波	可见窦性 P 波	多不易辨认，有则为逆 P' 波
刺激迷走神经	逐渐变慢或不变	终止或不变

2. 室性心动过速

折返性室上性心动过速伴有室内差异性传导时 QRS 波宽大畸形，与室性心动过速相似。电生理资料表明，QRS 波形态在两者鉴别上无明显特异性。鉴别时应注意小儿特点，有报告窦性心律时 QRS 波正常的小儿，室上速时发生室内差异性传导者甚少见（仅 2.8%）。2 岁以内小儿室性心动过速时 QRS 波时间也可增宽不明显。特发性室速 QRS 时间及形态变异不大，可无房室脱节。原有束支传导阻滞者及房室折返性心动过速逆传型者，在室上速发作时 QRS 波畸形，应注意与室性心动过速的鉴别。如有室上速发作前或转复为窦性心律的心电图，确定有束支传导阻滞或预激波即可鉴别之。鉴别困难者应做电生理检查。

3. 心房扑动

心房扑动房室传导呈 1∶1 时，如 F 波不典型易与室上速混淆，鉴别见心房扑动章节。

二、自律性增高性室上性心动过速

本病由于心脏内异位节律点自律性增高伴传出阻滞消失，因此连续发放激动形成心动过速。以房性多见，交界性次之。

（一）房性异位性心动过速（atrial ectopic tachycardia，AET）

本病因心房内潜在的异位节律点自律性增高所致。发生机制可能由心房肌 4 相舒张期自动去极化加速引起。多呈间歇阵发性发作。发作时 P' 形态异于窦性，但形态固定，多不匀齐，频率 120～200 次 / 分或更快，多为 P'R ＜ RP'，QRS 波正常；心动过速起始及终止均有逐渐变快或变慢的现象（温醒现象），可伴有房室传导阻滞，刺激迷走神经常不易奏效。

（二）交界性异位性心动过速（junctional ectopic tachy cardia，JET）

本病因房室交界区异位起搏点自律性增高，频率超过交界区自身固有频率（成人 40～55 次 / 分，小儿 60 次 / 分）而形成。发作常呈阵发性，突发突止。频率成人多在 100 次 / 分左右，小儿 150～200 次 / 分，RR 匀齐，偶见略有差异。多无 F 波可见，少数可见逆行 P' 波出现在 QRS 波前，P'R 间期缩短。常有房室脱节，多无房室传导阻滞。

（三）非阵发性房室交界性心动过速

本病因交界区内起搏点自律性增高所致，又称交界性自律性心动过速，较为少见。发作时 QRS 波正常，很少有室内差异性传导，RR 匀齐，频率 70～130 次 / 分。多有完全性干扰性房室脱节，心室率高于心房率。窦性 P 波可同时存在，常与窦性心律竞争，出现两者交替控制心室及窦性夺获。发作时无突发突止的特点，窦性心律时无交界性期前收缩可见。交界性自律性增高所致心动过速与房室结折返性心动过速的鉴别见表 8–3。

表 8–3　房室交界性心动过速与房室结折返性心动过速的鉴别

项目	非阵发性交界性心动过速	交界性异位性心动过速	房室结折返性心动过速
窦性 P 波	常见	较常见	无窦性 P 波，常有逆行 P' 波但不易辨认
QRS 频率	70～130 次 / 分，易变化	150～200 次 / 分，不变	150～300 次 / 分，恒定
RR 间期	不匀齐，随迷走神经张力而变化	多匀齐	绝对匀齐
房室脱节	常见	较常见	少见
窦性夺获	常发生	偶有	很少见
发作和终止	发作或终止均逐渐产生	突发突止	突发突止
刺激迷走神经	逐渐减慢或停止后又复发	终止或无效	突然终止或无效
窦性心律时期前收缩	无	可有	可有
并存心律	多见窦性心律	少见	很少见，偶有房扑或房颤

三、并行心律性室上性心动过速

心脏内存在与主导节律点并存的异位起搏点，当其外出阻滞消失和自身固有频率高于主导节律的频率时，异位搏动即可连续出现，形成并行心律性心动过速。室上性异位节律点可位于窦房结、心房及房室交界区，但均属少见。心电图具有并行心律的特征，心动过速发作时第 1 个异搏联律间期不等，异搏连续预期出现，中间无窦性搏动。异搏周期为并行心律异搏间期的最大公约数，频率＞ 60 次 / 分，快的可达 400 次 / 分。因频率高于窦性，不易发生窦性夺获，发作常呈持续性。

四、其他类型的室上性心动过速

（1）慢性房性心动过速产生机制多为房性异位灶性，少数可能为激动在房内折返，较少见。包括两型。

①慢性持续性：房速持续性发作数月至数年。心房率多在 150～180 次 / 分，频率易变化，房性异位 P 波显而易见，常伴有房室传导阻滞（一度或二度），故心室率可以不很快。

②慢性反复性：短阵房速反复阵发性发作数月至数年。其间夹杂窦性搏动，每次发作从数搏至数秒、数分钟，可伴有房室传导阻滞。两型相互间可以转换。

（2）紊乱性房性心律又称多源性房性心动过速。发作机制可能为心房内多个异位节律点自律性增高，或由于心房肌生理性或病理性的不应期不均衡致激动在心房内形成微折返。儿童中主要发生在婴儿。心电图表现如下：

①同一导联有可以辨认的 3 种以上形态的 P' 波，无主导节律，PP' 间有等电位线。频率 140～250 次 / 分，偶达 300 次 / 分以上。

② P'P' 间期、P'R 间期及 RR 间期不等。

③常伴有房室传导阻滞，心室率不太快，110～200 次 / 分。心率快时可有室内差异性传导。

④常与其他类型的房性快速心律失常（如多源性房性期前收缩、心房扑动或颤动）并存或相互转换。

（3）短阵性室上性心动过速又称期前收缩性室上性心动过速，指期前收缩连续出现三次以上或短阵发作持续 20 s 以上。其产生机制及心电图表现同提早搏动。依期前收缩的起源分为房性及交界性。每阵心动过速的第一个搏动为期前收缩，其联律间期相等。P'P 或 RR 节律匀齐，QRS 波正常，可有室内差异性传导及干扰性房室脱节终止后有代偿间歇，房性多为不完全性，交界性多为完全性。

五、室上性心动过速的临床意义

小儿室上性心动过速的发病率在 20 世纪 60 年代约为 1/25000。近年来随电生理研究的广泛开展及检测手段的改进，本病发病率明显增加，为 1/1000～1/250。其可见于包括胎儿期在内的各年龄组小儿，首次发作室上速者中 1 岁以下的占 1/3。

室上速可发生在无心脏病者，尤其小婴儿，有报告 1 岁以下婴儿室上速约 70% 心脏正常。预激综合征和房室结双径路是小儿室上速最常见的原因，在具有房室旁道（包括隐匿性）的小儿约 90% 发生室上速，占小儿室上速的 60%，美国得克萨斯州儿童医院 178 例室上速心内电生理检查表明，房室旁道折返性占 52%，明显高于成人发生率（13%～30%）。随着年龄增长，室上速发生率有减少趋势。这可能与心脏传导系统发育日渐成熟及旁道逐渐吸收有关。房室结双径路折返性室上速小儿发生率占室上速的 20%～30%，明显低于成人（65%～80%）。对无基础心脏病儿的随访，约 60% 患儿一年之内室上速消失，表明预后良好。慢性房性心动过速及紊乱性房性心动过速在成人多见于器质性心脏病者，尤其是心房扩大者，但在小儿无心脏病者不少见，并随年龄增加发病明显减少。

室上速可发生在有器质性心脏病儿，首发年龄多在4月龄以上。原发心脏病多见有先天性心脏病。例如室间隔缺损、埃勃斯坦畸形、主动脉瓣狭窄等。手术前发生室上速约35%，术后约30%，术后室上速特别多见于马斯塔德（Mustard）术及房间隔缺损修补术中或术后2周，有的呈一过性发作，也可持续发作。后天性心脏病常见的有心肌病、感染性心肌炎、败血症、心脏瓣膜病等，也可见于药物反应、电解质失衡、酸中毒、缺氧、窒息等。各种类型的室上速均可见到，如阵发性房速、窦速、紊乱性房性心律、交界性异位心动过速、房室或房室结折返速等。心动过速常常加重原发病的症状，其预后与原发病的性质、严重程度及治疗反应有关。部分患儿有发作诱因，如感染、情绪激动、紧张等。室上速阳性家族史的无先心病组高于先心病组。

室上速的临床表现依有无原发性心脏病、心室率快慢、发作持续时间、发病年龄及有无其他合并症而不同。年龄愈小，心率愈快（例如房室折返，房室结折返、房性异位性心动过速、交界性异位心动过速、持久性交界性心动过速等），愈容易合并心力衰竭。有报告1岁以内心率超过280次/分，心衰发生率约30%；发作时间持续36小时以上合并心衰约20%，48小时以上约50%。严重室上速者可出现低血压、心源性休克、晕厥、昏迷甚至猝死，为儿科急症。

（王晓丽）

第二节　心房扑动与心房颤动

扑动与颤动是较阵发性心动过速的频率更快的主动性或被动性异位心律。扑动的节律规则而匀齐，颤动则是频率更高的细小零乱的颤抖。两者心电图上均无等电位线，即表明产生的部位（心房或心室）无共同的去极化与复极化。扑动与颤动可同时存在，也可互相转换，也可与其他房性心律失常（如房性期前收缩、多源性房速等）并存。在产生的机制上两者也有许多共同之处。若发生在心房者称为心房扑动或心房颤动，发生在心室者称心室扑动或心室颤动，但房性与室性在临床表现及预后截然不同。

一、心房扑动

心房扑动简称房扑，系由激动在心房内快速环形运动所产生的一种主动性的或继发于病态窦房结综合征基础上的被动性快速而规则的心律失常。儿童较少见。占心律失常的2%左右。

（一）心电图诊断

（1）P波消失，代之以连续、快速、规则、大小相同的锯齿状的扑动波（F波），各波间无等电位线，其频率多在300～400次/分，少数可达450次/分（平均300次/分）。

（2）心室律规则（房室传导比例固定或完全房室传导阻滞）或不规则（房室传导不固定）。

（二）心电图的其他特征

1. 心房扑动波（F波）

典型的F波呈锯齿状（三角形）或波浪状，各波形状相同，波幅相等，间隔相等。F波方向通常为双相，前部是心房去极化波（升支），后部为复极化波（降支），两部分连续，不受 QRS 波影响而中断。当心率慢时 F 波较清楚，但一般并不是每个导联都容易被辨认，在Ⅱ、Ⅲ、aVF、V_1 及 V_3R 导联中明显。只要一个导联呈现 F 波，即可诊断房扑。如 F 波起源于右心房下部，最先激动房室交界区，自后结间束逆向传导，再沿前结间束下传，心房激动折返呈逆时针运动，Ⅱ、Ⅲ、aVF 导联中呈向下的负波，aVR 导联呈正波，过去称为Ⅰ型或普通型，F 波频率多于 300～350 次 / 分。此型较多见，占房扑的 90%。若 F 波起源于右心房上部者，后结间束下传，前结间束逆传，激动折返呈顺时针运动，在以上导联呈向上的正波，过去称为Ⅱ型，F 波频率多较Ⅰ型快，350～400 次 / 分，此型少见。以上两型均为围绕三尖瓣环的大折返，现统称为典型房扑。如果 F 波的形态、振幅、间隔略有差异，应诊断为不典型房扑或不纯性心房扑动。它可能是其他部位的房扑或房扑和房颤的过渡型，其频率较心房扑动更快些，常为 350～400 次 / 分以上。如果心房率大于 400 次 / 分，但房波绝对规则者仍应诊断房扑。在 F 波不易辨认时，可描记 S5、CR 导联，必要时做食管导联心电图，房扑时可见尖锐双相的 F 波，也可行电生理检查证实。

2. 心室波群

F 波下传心室的途径与窦性相同，故 QRS 波形态正常。在心室率过快时可出现室内差异性传导而 QRS 波畸形。发生在预激综合征者经房结或房束旁道前传时 QRS 波形态正常。如原有束支传导阻滞、室内传导阻滞或存在肯氏束或马氏束旁道前传，则 QRS 波宽大畸形与室性心动过速相似。

3. 房室传导

心房扑动的频率很快，但由于房室结的生理不应期，房扑激动不能全部下传，房室传导出现一定的比例关系，因此虽心房率很快但心室率不一定很快。如房室传导比例不固定或有隐匿性传导，心室率则不匀齐。常见房室传导有下列几种。

① 2∶1 房室传导最常见，是房室交界区干扰性 2∶1 传导阻滞所致。FR 间期（相当于 PR 间期，自 F 波向上或向下的尖端至 QRS 波的起点）及 RR 间隔相等。

②房室传导的比例超过 2∶1 以上（例如呈 4∶1），多因交界区发生隐匿性传导，常见于洋地黄或其他抗心律失常药物治疗以后。

当房性激动在房室交界区发生不同程度的隐匿性传导时，使房室交界区产生一个新的不应期，随之而来的 F 波下传速度减慢或阻滞，使心室搏动延缓产生或消失，F 波下传比例不等，故 FR 间期及 RR 间期不等。

③房扑伴有文氏传导，可致室律不规则。有文氏现象时 FR 间期逐个延长，直至脱落一个 QRS 波出现一个长 RR 间期，即有一心室漏跳。Ⅱ型房室传导阻滞时，房室传导比例变换，RR 明显不等。

④合并完全性房室传导阻滞。心室率缓慢而匀齐，频率依逸搏心律节律点位置而不同，为 40～60 次 / 分。F 波与 QRS 波无关，FR 间期不固定。

⑤合并房室脱节。心房为房性异位心律控制，心室常为交界性自律性心动过速，心室率快而匀齐，F 波与 QRS 波无关，FR 间期不等。

⑥房室传导比例呈 1∶1 者极少见，此时心室率与 F 波频率相同，快而匀齐。

4. 房扑持续时间

房扑可呈短阵非持续发作，也可持续发作，常与房性心动过速、房颤并存或相互转换。

5. 心房扑动发作的开始与终止

房扑的开始可由房性期前收缩所激发，或先有不纯性心房扑动，也可无先兆性的心律失常；可突然自发终止。刺激迷走神经或药物转复时，常见房扑停止后出现一段长的心房停搏后再出现窦性心律，或扑动变为颤动后再转为窦性心律。

（三）鉴别诊断

1. 阵发性室上速

心房扑动 1：1 或 2：1 房室传导应与阵发性室上性心动过速鉴别。两者的心室率可相似，房波（F 波或 P 波）形态不易辨认，表 8–4 可作为鉴别诊断的参考。电生理检查为根本确诊依据。

表 8–4　心房扑动与阵发性室上性心动过速的鉴别

项目	心房扑动	阵发性室上性心动过速
心房率	多在 300～400 次 / 分	婴幼儿 230～300 次 / 分，儿童 180～250 次 / 分
心房波	锯齿状波在 V_1、V_3R、Ⅱ、Ⅲ、aVF 导联明显	P' 波可直立或倒置（与折返方向及部位有关）
等电位线	F 波间无等电位线	有
心室率	较慢，多在 150 次 / 分左右	150～300 次 / 分
刺激迷走神经	心室率变慢，F 波不消失	可终止发作
洋地黄治疗	无效，可转为心房颤动	可转复

2. 阵发性室性心动过速

心房扑动伴有室内差异性传导、束支传导阻滞或预激综合征时，QRS 波可增宽畸形，如心室率快时与阵发性室性心动过速相似。刺激迷走神经对室速者无效，而房扑者可增加房室传导阻滞，减慢心室率而显示 F 波。若发作前心电图存在束支传导阻滞或预激综合征，有助于房扑的诊断；若有室性期前收缩、心室夺获或室性融合波，可诊为室性心动过速。心房扑动与室性心动过速可同时并存。电生理检查为根本确诊依据。

3. 窦性心动过速

房扑 2：1 房室传导可与窦性心动过速（频率大于 180 次 / 分）相混淆，窦速时频率可不同。刺激迷走神经频率可逐渐改变，而前者可因增加房室传导阻滞而心室率暂时减慢，在 QRS 波间找到 F 波即可确诊。电生理检查为根本确诊依据。

（四）临床意义

小儿心房扑动可发生于各年龄组及胎儿，可应用多普勒超声心动图诊断胎儿房扑。新生儿和婴儿房扑可见于无器质性心脏病者，可能与心脏传导系统发育不成熟，心房肌不应期不匀衡且较短，即使单个期前刺激也可造成激动在心房内折返有关，但预后良好。年长儿和青少年房扑多见于器质性心脏病，先心病主要有大血管转位、复杂先心病（如单心室）、房间隔缺损、肺动脉瓣闭锁、房室通道及埃布斯坦畸形等，及大血管转移位的 Mustard 或森宁（Senning）术、房间隔修补术等术后。后天性心脏病主要是心肌疾患、急性心肌梗死、病态窦房结综合征、低血钾、颅内出血、甲状腺功能亢进及风湿性心脏瓣膜病。此外，预激综合征常常合并房扑。房扑的临床表现和预后主要取决于基础心脏病及心室率，如心室率持续过快（250 次 / 分以上）或过缓者可发生心力衰竭。晕厥常发生于预激综合征患者并可致猝死。既往北京儿童医院 19 例房扑中，无心脏病者 6 例，其中首发房扑年龄最小的为宫内 36 周 3 例，8 月龄以下 2 例，另 1 例为年长儿。有心脏病者多为幼儿及年长儿。近年来继发于病态窦房结综合征或窦房结功能不良者逐渐增多，临床医生在处理心房扑动时应予以警惕。

二、心房颤动

心房颤动简称房颤，是一种快速性房内多灶微折返或环行运动所致的极快速的房性心律失常。小儿甚为少见，儿童中发病者多见于婴儿、病态窦房结综合征等，发生于小婴儿的非器质性心脏病基础上的心房颤动多与紊乱性房性心动过速及心房扑动交替出现。机制目前尚未完全明确，近年来倾向于多灶微折返或转子学说。统计既往我院 1196 例心律失常心电图房颤者占 0.6%。

（一）心电图诊断

（1）P 波消失，代之以纤细、零乱、快速和形态不同的颤动波（f 波），频率 400～700 次 / 分。

（2）心室律不规则。

（二）心电图的其他特征

1. 房颤波（f 波）

f 波为细小的房波，振幅小，右心前区导联 V_1 及 V_3R 导联最高。Ⅱ、Ⅲ、aVF 导联次之。也可变异，例如当波频率越慢和越接近房扑频率时振幅亦越大。根据 f 波振幅的高低可分为粗大波和纤细波两种，前者频率低，后者频率高。f 波可呈直立、倒置或双向等不同方向和形态。f 波间相衔接连续，无等电位线。ff 间期绝对不匀齐。可短阵发作数秒，也可持续发作。当 f 波不易辨认时可描记 S5 导联或食管导联心电图以便显示 f 波。

2. 心室波群

房颤时多数室内传导顺序正常，QRS 波呈室上型，但形态可与窦性略有差异。心室率快时可合并室内差异性传导，QRS 波畸形合并其他心律失常时，依心律失常类型不同 QRS 形态可变异。房颤时极快速的 f 波在房室交界区产生不同程度的生理性房室干扰（完全干扰或隐匿性传导），只能部分下传心室，房室传导多在 2：1～5：1。RR 不规则。心室率在 150 次 / 分左右。偶见心室率快（＞180 次 / 分），多发生在预激综合征旁道下传者。

3. 合并其他心律失常

此类患者常见房颤与房性期前收缩、房性心动过速（尤其多源性房速）或房扑同时或交替出现。若房颤中夹杂数个 F 波称不纯性房颤。房颤应用洋地黄治疗中如出现室性期前收缩，应警惕洋地黄毒性作用。房颤伴有室性心动过速时心电图具有房颤与室速两者的特征，室律较规则，频率多在 100～240 次 / 分，见于器质性心脏病或药物毒性反应，临床意义大。原有束支传导阻滞者发生房颤时，QRS 波仍呈束支传导阻滞图形。房颤伴房室交界性心律失常多为交界性自律性心动过速，QRS 波形态正常，频率 70～130 次 / 分，伴完全性房室脱节。在合并完全性房室传导阻滞时，可出现交界性逸搏心律，心室率慢而匀齐，频率 50～60 次 / 分。如出现室性逸搏心律，QRS 波宽大畸形，心室率更缓慢。预激综合征伴有房颤者，f 波通过旁道下传入心室，呈单形型的宽的 QRS 波与发作前后的预激波相同，心室率快而不规则。

（三）鉴别诊断

心房颤动伴室内差异性传导时应与以下心律失常鉴别。

1. 室性期前收缩

房颤伴室内差异性传导时 QRS 波畸形，加之心室律极不规则，与室性期前收缩甚为相似，鉴别可参考表 8–5。

2. 室性心动过速

房颤的心室率快时可连续出现室内差异性传导，或原有束支传导阻滞或预激综合征时，均与室性心动过速相似。房颤时有 f 波且伴心室率绝对不规则，及比较房颤发生前后心电图有助于识别两者。

表 8–5　心房颤动伴室内差异性传导与室性期前收缩的鉴别诊断

项目	房颤伴室内差异性传导	室性期前收缩
联律间期	无	多有固定的联律间期
QRS 波形态	常为右束支阻滞图形，V_1 呈 rsR'，QRS 起始部向量与窦性相似，同一导联的 QRS 形态略有差异	不定，V_1 可呈 qR 型，QRS 波可呈单相、双相或左束支阻滞图形，QRS 起始部向量与窦性不同。同一导联的室性期前收缩形态相同
前一个 R–R 间期	长	长短不定
代偿间歇	无	多有完全性代偿间歇（插入性者例外）
心室率	多数较快	—
抗心律失常药物的应用	无关	多在毒性作用时发生

（四）临床意义

新生儿及婴儿的房颤多见于不伴有器质性心脏病者，年长儿房颤多见于器质性心脏病，并属病情严重者。常见于风湿性心脏病、洋地黄中毒合并低血钾及病态窦房结综合征等，而发生在先天性心脏病者较少见。预激综合征的房颤可继发室颤猝死。小儿房颤者的预后欠佳，持续的快速心室率常导致心力衰竭，尤其在心肌病变者。栓塞现象在小儿则少见。北京儿童医院既往心房颤动 13 例，以年长儿多见（9～14 岁 10 例），男女比例无差异。所有病例均为器质性心脏病，包括风湿性心脏病、先心病、心肌炎。洋地黄中毒 2 例，均发生在风湿性心脏病者。

（王晓丽）

第三节　预激综合征

预激综合征是指房室之间有异常传导旁道，室上性激动可通过此旁道较正常房室传导系统使部分心室更快地预先去极化，由心室的预先激动而引起的心电图改变。小儿发病率约为 0.15%，可见于各年龄的健康小儿，常并发阵发性室上性心动过速，一般预后良好，偶有因发生严重室性心律失常引起猝死。少数病例发生于心脏病，如埃布斯坦畸形、心内膜弹力纤维增生症及心肌病等。

既往北京儿童医院统计典型预激综合征 36 例中，2 岁以内者 9 例，占总数的 1/4，年龄最小的是出生后4天。22例（61%）合并阵发性室上性心动过速，2例出现多发的房性期前收缩。多数患儿（27例，76%）无器质性心脏病证据。

一、产生的机制与分型

在胚胎早期，心房和心室肌束相互连接，发育过程中形成房室纤维环，将房、室肌束隔开。心房激动只能通过房室传导系统下传到心室。预激综合征患者在房室间仍残留有肌束，通称旁道，因此心房激动可通过两条径路同时下传心室，经房室旁道较房室传导系统早期到达心室，使某部分心室预先去极化。近年心脏电生理研究及对预激综合征并发严重心动过速的病例的手术治疗，术后预激征象及心动过速均消除，证实房室旁道的存在。正常心脏激动的传导从心房下传到心室要通过房室交界区，在房室结激动传导有生理性的延缓（0.04～0.05 s），故一般窦性心律的PR间期应在0.12 s以上。当心房与心室之间存在附加传导旁道时，激动从心房下传到心室，同时通过房室间旁道及正常房室传导系统两条通路。因异常的房室传导束越过房室交界区，故激动提前到达心室，使一部分心室肌预先应激，因此PR间期缩短。这些异常的传导束由普通心肌细胞组成，激动下传到达心室后，在心室的传导是通过心室肌进行的，心室肌传导速度为300～400 mm/s，比正常通过室内传导纤维传布的速度缓慢，只能使一部分心肌去极化。故QRS波起始部分畸形而粗钝，形成预激波，而由正常房室传导系统下传的激动到达心室，循心室的正常传导纤维——房室束、束支及浦肯野纤维扩散。房室束传导速度为1000～1500 mm/s，浦肯野纤维为4000 mm/s，使尚未去极化的大部分心室迅速去极化，故预激综合征的QRS波较正常增宽，时间延长，而从P波开始至QRS波结束的时间（PJ时间）仍为正常。QRS波时间增加的部分相当于PR间期缩短的时间。

由此可见，预激综合征的QRS波实际是室性融合波，室上性激动通过异常的房室旁道及正常房室传导途径两路下传，各自激动一部分心室肌，在心室内产生干扰。

目前组织学上已证实的附加传导旁道有三种，并形成三型预激综合征的心电图改变。

（1）房室旁道即肯氏（Kent）束，位于房室沟的左侧或右侧，连接心房与心室肌，预激综合征多由于该附加传导束引起。沃尔夫（Wolff）、帕金森（Parkinson）及怀特（White）三人于1930年首次报道，故又称W-P-W综合征。心电图表现：PR间期缩短，QRS时间增宽，QRS波的起始部粗钝，即预激波，为典型预激综合征。

（2）房束旁道即詹氏（James）束，连接窦房结与房室结远端的附加传导束，为后结间束的另一纤维，绕过房室结进入房室结的下端与房室束相连。由于窦房结的激动越过房室结的下端与房室束相连，故PR间期缩短，而QRS波时间及形态正常，称短PR综合征。

（3）束室旁道即马氏（Mahaim）束，连接房室结（或房室束）与心室间隔顶部的附加传导束，室上性激动通过房室结传导，但跨越房室束或束支到达心室间隔，使其预先应激，故PR间期正常，QRS波增宽并有预激波，称异型预激综合征。以上旁道可单独存在或同时存在。有人认为房束旁道并非短PR综合征的唯一组织学基础，在房室结内有一加速的传导通道；或房室结传导功能加速、发育短小，也可发生短PR综合征。

二、典型预激综合征

（一）心电图诊断

（1）PR间期缩短，婴幼儿在0.08 s以内，年长儿在0.10 s以内，成人在0.12 s以内。

（2）QRS 时间增宽，出生～6 月龄 0.06 s 以上，6 月龄～5 岁 0.08 s 以上，年长儿 0.09 s 以上，成人 0.10 s 以上。

（3）QRS 开始部分粗钝、错折，形成预激波。

（4）PJ 时间正常，婴幼儿在 0.20 s 以内，年长儿在 0.24 s 以内，成人在 0.26 s 以内。因心室去极化结束时间无延迟，故 PJ 时间正常。

（5）ST–T 改变，ST 段下降，T 波通常与预激波方向相反。由于心室预先去极化，故此病产生继发性 ST–T 改变。

PR 间期：正常儿童 PR 间期随年龄而增长，各年龄最短 PR 间期值为：初生～3 岁 0.08 s，3～16 岁 0.10 s，16 岁以上 0.12 s。典型预激综合征因存在房室旁路，故窦性激动通过旁道，使心室提早去极化。故 P–R 间期缩短，不超过上述最短值。

QRS 波：预激综合征的 QRS 时间增宽。一般多在 0.08～0.14 s，预激波愈著，QRS 波愈宽。正常小儿 QRS 波时间随年龄增长而递增，不同年龄 QRS 波时间最高值如下：初生～6 月龄 0.06 s，6 月龄～5 岁 0.08 s，5～16 岁 0.09 s。预激综合征 QRS 波时间超过上述最高值。北京儿童医院 28 例典型预激综合征 QRS 时间如下：3 岁以内（10 例）0.08～0.12 s；3～8 岁（7 例），0.10～0.12 s；8～14 岁（11 例），0.10～0.14 s。有的资料以 QRS 时间 0.10 s 以上为诊断小儿预激综合征的标准，则部分婴幼儿病例可达不到此标准。我们认为婴幼儿 QRS 时间达 0.08 s，又具备其他预激综合征的心电图特点：PR 间期缩短，有预激波或兼有阵发性室上性心动过速，仍应诊断为预激综合征。

预激波：预激波是 QRS 波起始的粗钝部分，亦称 δ 波，是窦性激动经房室旁道抵达心室，该部位心肌预先应激，并缓慢扩散到周围心室肌。在一帧心电图中，预激波的极性因预激波去极化的方向及大小与导联轴的关系而不同，如此向量与导联轴相垂直，则预激波在等电位线上不显露；如指向导联轴的正极，则为正向波，QRS 初始部分粗钝；如朝向导联轴的负极，则为负向波，呈异常 Q 波。预激波愈明显，PR 间期愈短，QRS 时间愈宽。在一帧心电图中预激的程度，即预激波的大小，其侵占 PR 段和 QRS 波的程度可呈周期性变化。PR 间期进行性缩短，预激波和 QRS 波应相增宽；反之，PR 间期逐渐延长，预激波及 QRS 波相应缩短。这种现象如手风琴的拉开及闭合，称预激综合征的手风琴样效应。当房室旁道不应期短，其心房端离窦房结近，心房内传导快，或正常房室传导系统传导减慢，或发生干扰或阻滞时，则心室激动全部由旁道下传，PR 段消失，QRS 波宽大畸形，为预激波所形成；如房室旁道不应期长，离窦房结较远，心房内传导慢，或旁道发生干扰或阻滞。而正常房室传导系统传导加快，则预激波不明显，甚至无预激现象，P–QRS–T 正常，致使预激综合征间歇出现。间歇性预激综合征与心率变化有关，称为频率依赖性旁道传导。旁道传导 3 相或 4 相阻滞引起心率加快时旁道传导阻滞，心率稍减慢又能下传，快频率依赖性阻滞，又称 3 相阻滞；心率减慢旁道传导阻滞，稍加快又可下传，慢频率依赖性阻滞，又称 4 相阻滞。一般左侧旁道的预激波不明显。

有明显的预激波是判断典型预激综合征的要点。临床上常采用一些方法或药物影响激动在旁道或正常房室系统的传导，使预激波显示或消失，有利于判断（表 8–6）。刺激迷走神经如按压颈动脉窦，屏气，用拟副交感神经药物、洋地黄、普萘洛尔，可抑制正常房室传导，有利于激动通过旁道传导，因而出现预激图形。但洋地黄缩短旁道不应期，促进激动下传，对预激综合征并发心房颤动者可致室性快速心律失常的危险，应禁忌运动，以及使用阿托品、普鲁卡因胺、利多卡因，有利于正常房室传导，使原有预激波消失。临床可试用这些无创性方法协助诊断。

表 8–6　手法及药物对旁道及正常方式传导的影响

方法	旁道传导	正常房室传导	结果
兴奋迷走神经	0	抑制	有利于预激综合征
普萘洛尔	0	抑制	有利于预激综合征
洋地黄	增强	抑制	有利于预激综合征
腺苷（静脉快速注射）	0	抑制	有利于预激综合征
拟副交感神经药物	0	抑制	有利于预激综合征
奎尼丁	抑制	可抑制或增强	有利于正常房室传导
普鲁卡因胺	抑制	0	有利于正常房室传导
利多卡因	抑制	0	有利于正常房室传导
拟交感神经药	0	增强	有利于正常房室传导
运动	0	增强	有利于正常房室传导
阿托品	0	增强	有利于正常房室传导

通常根据心前区导联心电图，将预激综合征分为 A、B、C 三型。A 型的预激波在 V_1～V_6 导联中都是正向的，QRS 波也都是以 R 波为主，QRS 波形态与右束支传导阻滞相似，为左侧房室旁道。B 型的预激波在 V_4～V_5 导联中为负向，QRS 波以 S 波为主，在 V_4～V_6 导联中预激波为正向，QRS 波以 R 波为主。QRS 波形态与左束支传导阻滞相似，绝大多数为右侧旁道。

预激综合征的治疗，唯有射频消融术是唯一有效的根本治疗方法。对于体重大于 20 kg，年龄在 4 岁以上，频繁发作心动过速的预激综合征患儿，建议尽早实行射频消融手术。

C 型的预激波在 V_1～V_4 导联为正向，QRS 波以 Q 波为主，预激波在 V_4 及 V_6 导联为负向，QRS 波以 S 波为主，为左侧旁道。A、B 型较多见，C 型罕见。近来开展预激综合征的手术及导管介入治疗，要求心电图分型能更精确提示旁道定位。根据详细列出旁道位置与心电图的联系，如表 8–7 所示。但从体表心电图推测旁道位置与旁道实际位置有一定差异，手术治疗前应做心外膜标测或心内电生理检查准确定位。

表 8–7　体表心电图预激与旁道位置联系

旁道位置	初始 0.04”预激波的极性											
	Ⅰ	Ⅱ	Ⅲ	aVR	aVL	aVF	V_1	V_2	V_3	V_4	V_5	V_6
右室前间隔旁	+	+	+(±)	−	±(+)	+	±	±	+(±)+	+	+	+
右室前壁	+	+	−(±)	−	+	−(±)	±	±	±	+	+	+
右室侧壁	+	(±)−	−	−	+	—(±)	±	±	±	+	+	+
右室后壁	+	−	−	−	+	−	±)+	±	+	+	+	+
右室后间隔旁 +	+	−	−	−(+)	+	−	±	+	+	+	+	−
左室前间隔旁 +	+	−	−	−	+	−	+	+	+	+	+	−
左室后壁	+	−	−	±(+)	−(±)	±	+	+	+	+	−(±)	−(±)
左室侧壁	−(±)	±	±	±(+)	−(±)	±	+	+	+	+	−(±)	−(±)
左室前壁	−(±)	+	+	−	−(±)	+	+	+	+	+	+	+
左室前间隔旁	+	+	+(±)	−	±	+	±(+)	+	+	+	+	+

注：±，等电位线；+，正向；−，负向。

（二）鉴别诊断

1. 心室肥厚

典型预激综合征A型需与右室肥厚鉴别，后者心电轴右偏，PR间期正常，无预激波，S_{V5}加深，常伴有右房肥大。B型应与左室肥厚鉴别，根据预激综合征有PR间期缩短，出现预激波不难鉴别。

2. 束支传导阻滞

预激综合征B型应与左束支传导阻滞区别。可参见表8–8。

表8–8 典型预激综合征与束支传导阻滞的鉴别

项目	预激综合征	束支传导阻滞
PR间期	缩短，婴幼儿在0.08 s以内，年长儿在0.10 s以内	正常或延长
QRS时间	增宽，婴幼儿≥0.08 s，年长儿＞0.10 s	显著增宽
PJ间期	正常婴幼儿＜0.20 s，年长儿＜0.24 s	延长在0.24 s以上
QRS波群	初始部分有预激波	明显粗钝错折，但初始部无预激波
可变性	可以诱发，也可以突然转为正常	一般是恒定的，或随病理变化而转变
异常心律	常并发阵发性室上性心动过速	多无此并发症

3. 心肌梗死

预激波有时呈负向，似异常Q波，可误诊为心肌梗死B型预激综合征，V_1～V_3呈QS型，似前壁心肌梗死；A型Ⅲ，aVF负向预激波，似下壁心肌梗死；有的Ⅰ、aVL出现负向预激波，似侧壁心肌梗死。应注意病史、症状，还要注意PR间期缩短及其他导联预激波的表现。

4. 室性期前收缩

间歇发生的预激综合征有时可误认为室性期前收缩，鉴别要点是预激搏动前有P波，PP间隔相等，PR间期缩短，QRS波开始部分有预激波。

三、预激综合征并发心律失常

预激综合征患者存在房室旁路，其电生理性能和正常房室传导系统不同，故易发生折返性心律失常，如阵发性室上性心动过速、心房颤动、期前收缩等。其中以阵发性室上性心动过速最常见，发生率为60%～70%。

（一）阵发性室上性心动过速

房室旁道具有短不应期和传导上全或无的特点，不出现递减传导或传导延缓。房室旁道可前传及逆传，小儿前传及逆传有效不应期平均值分别为231 ms及310 ms，和正常房室传导系统有完全不同的生理特性。房室交界区前传不应期较房室旁道短，传导时间较旁道慢，从而形成了折返环路，此环路包括心房肌、房室传导系统、心室肌及房室旁道。适时的房性或室性期前收缩（以房性为多），正值其中一条径路未脱离不应期而不能下传时，激动只能从另一条径路下传到心室；当心室激动波抵达前一径路远端时，该径路已脱离不应期而能应激，激动遂能通过并逆传到心房，形成房室间的折返激动；如此循环不已，即为环形运动性心动过速（circus movement tachycardia，CMT）。激动在折返环路运行的时间长于环路中任何部分的有效不应期，有可激动的间隙，故环形运动可持续进行。预激综合征并发的CMT分为顺传型和逆传型。

1. 顺传型 CMT

激动的环形径路是心房→房室交界区→希浦系统→心室→房室旁道，此型最多见。心电图表现：心室率匀齐，心率快。平均 235 次 / 分，可高达 325 次 / 分。QRS 波窄，正常图形，偶有增宽，呈右束支阻滞型，因原有束支阻滞，罕见频率依赖性右束支阻滞图形（即室内差异性传导）。P 波紧随 QRS 波之后，PR 间期＞ RP 间期，P 波在Ⅱ、Ⅲ、aVF 导联倒置，Ⅰ、aVF 导联直立，心率过快时，P 波多不显。

2. 逆传型 CMT

激动的环形径路与顺向型相反，为心房→房室旁道→心室→希浦系统→房室交界区→心房，此型少见。心电图表现：心率快而匀齐，QRS 波宽大畸形，呈预激图形，有预激波，时间延长，如能辨认逆行 P' 波，PR 间期＞ RP 间期。

如预激综合征有两条旁道，环形运动在两条房室旁道中环行，也可出现类同逆传型 CMT 的心电图表现，但甚为少见。

近年研究发现持久性交界性折返性心动过速，是由传导慢的房室旁道引起，旁道位于室间隔后部，心房端靠近冠状窦口，形成顺向型环形运动性心动过速。激动的环路为心房→房室交界区→希浦系统→心室→缓慢旁室旁道→右房，此型儿童较成人多见，有的研究报道其大约占阵发性心动过速的 10%，呈持久性发作。心电图表现：心室率匀齐，心率较慢，170 次 / 分左右，QRS 波窄，正常图形 P 波Ⅱ、Ⅲ、aVF 倒置，PR 间期＜ RP 间期。

旁室旁路具有逆传功能，不能前传，称为隐匿性房室旁道。在窦性心律时，PR 间期正常，QRS 波时限正常，无预激波。这类患者仍然可以发生顺向型环形运动性心动过速。据报道，阵发性室上性心动过速病例中，大约 30% 为隐匿型房室旁道引起。发生顺传型 CMT 的心电图特征与显性房室旁道一致。但隐性房室旁道并发心房颤动时，由于旁路无前传功能，故心房颤动的心室率不致过快。

（二）心房颤动与扑动

儿童预激综合征患者并发心房颤动及扑动较成人少见，发生率为 2%～5%，其中心房颤动多于扑动。发生心房颤动时，由于旁道不应期短，又不发生传导延缓，以致更多的心房颤动经房室交界区下传到心室，使心室率极为快速，致心功能恶化，而演变为室性心动过速。预激综合征并发心房颤动的心电图特点为心率极快，QRS 波宽及心率不规则。因心房颤动经旁道下传到心室，心率极快，可超过 300 次 / 分，QRS 波宽大畸形，有预激波。心室律不规则是由于心房颤动在旁道发生隐匿性传导，故 RR 间隔不匀齐，与室性心动过速不同，后者心室率基本匀齐。经电生理研究，预激综合征并发心房颤动，其房室旁道前传有效不应期与心室率相关，房室旁道前传有效不应期与最短的 RR 间隔相关系数为 0.74，认为心房颤动时的最短 RR 间隔值可大致反映旁道的有效不应期。预激综合征并发心房颤动的患儿，旁道前传有效不应期＜ 200 ms，成人资料认为心房颤动时最短 RR 间隔＜ 205 ms，预示其发展为心室颤动的危险。由于洋地黄可缩短旁道有效不应期，故预激综合征并发心房颤动时忌用。隐匿性旁道预激综合征并发心房颤动时，由于旁路无前传功能，故心房激动由房室交界区下传，心室率不致太快。而间歇性或潜在性预激综合征，旁道可前传，心房颤动由旁道下传到心室，故心率极快，与隐匿型不同。

（三）心室颤动

旁道不应期短者，于并发心房颤动时有演变为心室颤动的危险，可发生猝死。或不适当应用洋地黄治疗，使旁道不应期缩短，发生心室颤动。预激综合征患者并存严重心脏病，也可发生心室颤动。

（四）期前收缩

预激综合征患者可发生期前收缩，室上性期前收缩较室性期前收缩多见。两者均可诱发室上性心动过速。

四、短 PR 综合征

房束旁道引起的心电图改变，此型预激综合征不多见。

（一）心电图诊断

（1）PR 间期短，婴幼儿在 0.08 s 以内，年长儿在 0.10 s 以内，成人在 0.12 s 以内。

（2）QRS 波形正常。

（二）鉴别诊断

非阵发性交界性心动过速伴不完全性房室脱节，PR 间期可缩短，但无固定关系。

（三）并发心律失常

房束旁路可发生阵发性室上性心动过速、心房颤动、室性心动过速及期前收缩。

五、异型预激综合征

束室旁道或结室旁道引起的心电图改变，此型预激综合征不多见。

（一）电图诊断

（1）PR 间期在正常范围。

（2）qRS 波呈预激图形。QRS 时间增宽，出生～6 月龄在 0.06 s 以上，6 月龄～5 岁在 0.08 s 以上，年长儿在 0.09 s 以上，成人在 0.10 s 以上。QRS 波初始部分有预激波。

（二）并发心律失常

束室或结室旁道可引起折返性阵发性室上性心动过速。通常室上性激动由束室或结室旁道下传，经左或右束支、房室束、房室结逆传到心房。如旁道心室端附着在右室，则 QRS 波呈左束支阻滞型，需与室性心动过速鉴别。

六、预激综合征的临床意义

（1）预激综合征是一种心电图诊断，约 2/3 的患者不伴有器质性心脏病。根据既往儿童预激综合征 105 例分析，家族中有预激综合征或有阵发性室上性心动过速者 56 例，伴有先天性心脏病者 36 例，其中以埃布斯坦畸形、室间隔缺损多见。本病尚可见于心内膜弹力纤维增生症、心肌病及心脏瓣膜病。预激综合征伴有先天性心血管畸形，提示房室旁道是心脏胚胎发育中形成的，但一般认为即使预激综合征伴有后天性心脏病，其旁道也是原来已存在，只是在患病前，由于旁道与正常房室传导系统两条径路在电生理特性的相互联系，旁道未起传导作用，故心电图未能显示。随着情况的变化或患某种心脏病后，两条径路的电生理发生变化，旁道起到传导作用，因而心电图上显示预激综合征。

（2）预激综合征患者有 60%～70% 发生阵发性室上性心动过速，其中隐匿型约占 30%，是小儿阵发性室上性心动过速的首要原因，并可在胎儿期发病。有关本病的自然历史研究认为婴儿患病 A 型多见，而 1 岁以后 B 型多见。曾有研究报告本病 98 例经

2周～18年（中位数15个月）随访结果，心电图预激现象消失28例（29%），其中无阵发性室上性心动过速发作20例（70%），仍有心电图预激综合征70例（71%），其中无心动过速发作28例（40%），提示预激现象的消失与室上性心动过速的终止有显著相关（$P < 0.05$）。心电图上预激综合征消失仍有室上性心动过速发作，可能的原因是房室旁道双向传导变为单向逆传；仍有预激综合征表现而无室上性心动过速发作，可能的原因是旁道双向传导变为单向前传。对阵发性室上性心动过速34例患儿进行食管心房调搏检查，确诊为房室旁道折返19例，其中6例为隐匿型。有1例患儿出生后50天发生阵发性室上性心动过速，经普罗帕酮治疗终止发作，心电图为预激综合征B型，1岁4个月复查心电图，预激波消失，但经食管心房调搏仍可诱发房室折返性心动过速，证实此例旁道双向传导转变为只有单向逆行传导。

（王晓丽）

第九章　室性心动过速、室扑、室颤

第一节　室性心动过速

连续 3 个或 3 个以上的起源于心室且频率> 100 次 / 分的心动过速称为室性心动过速（室速，ventricular tachy cardia，VT）。诊断上需注意与预激综合征旁道前传或伴有束支传导阻滞的室上性心动过速相鉴别。频率一般为140～180次/分，小儿可超过200次/分。

一、机制

VT 的发病机制包括自律性增高、折返激动和触发活动。

（一）自律性增高

心室内的自律组织希氏束、左右束支及浦肯野纤维的自律性增高（4 相自动去极化斜率增高、膜电位减低和阈电位下移等），其频率超过主导节律时，即成为主导心脏节律点，形成室性心动过速。病理情况下，如缺氧、缺血、炎症等，原来无自律性的心室肌细胞由于膜电位的降低可转变为慢反应电位，产生了自律性。当其频率超过主导节律，也可形成室性心动过速。

（二）折返激动

折返激动为室性心动过速最为常见的产生机制。器质性心脏病患者的病变心肌或瘢痕组织形成了折返的基质，即在结构上或功能上存在不应期相差较大的两条或多条传导径路，同时某一径路存在单向阻滞伴另一部位的传导延缓等，导致两条径路的折返而形成心动过速。心室内折返可发生在束支内、分支内、浦肯野纤维内和心室肌内等。

（三）触发活动

触发活动产生于其前动作电位所触发的膜电位振荡，这种振荡电位称为后去极化。当这些后去极化达到阈电位时可产生一个动作电位，同样这个动作电位可产生另一个后去极化，如果这个后去极化达到阈电位时又能引起另一个动作电位，则这种起源于后去极化的重复性活动被命名为触发活动。触发活动绝不自发地产生，必须依赖于其前动作电位后去极化的触发，由这个动作电位诱发出第一个达到阈电位的后去极化是关键。后去极化达到阈电位则可引起触发性心律失常（期外收缩或心动过速），若未达到阈电位则不表现为临床心律失常。按照后去极化发生的时相分为早期后去极化和延迟后去极化。前者如某些 LQT 间期综合征、尖端扭转型室性心动过速，后者如洋地黄中毒的室性心动过速。

二、室性心动过速的分类

根据不同的分类标准可将室性心动过速分成多种不同的类型。

（一）根据有无器质性心脏病分类

1. 特发性室性心动过速

临床上将经过血生化、超声心动图、心脏磁共振、增强 CT 等检查未发现器质性心脏病的室性心动过速称为特发性室性心动过速，它在室性心动过速中占 10% 左右。

2. 病理性室性心动过速

各种临床心脏病合并的室性心动过速均称为病理性室性心动过速，如感染性心肌炎、各种心肌病、离子通道病、先天性心脏病、心外科术后等。

（二）根据室性心动过速的起源部位分类

1. 左室室速

室性心动过速起源于左心室者，V_1 导联呈右束支阻滞图形（左室流出道心外膜来源者例外），包括左室特发性室速和左室病理性室速。左室特发性室速又根据起源部位不同分为左室间隔部室速、左室游离壁室速、左室二尖瓣环室速及左室流出道室速等。左室间隔部室速最常见，心电图上常表现右束支阻滞图形及电轴左偏，为左后分支参与折返的室速，占左室特发性室速的 80%～90%。左前分支参与折返的室速，心电图表现为右束支阻滞合并电轴右偏。左室流出道室速又分为左室心外膜来源（主动脉窦来源）和心内膜来源（主动脉瓣下来源）。左室病理性室速可根据心肌病变的部位起源于心室肌的其他任何部位，多见于器质性心脏病。

2. 右室室速

室性心动过速起源于右心室者。V_1 导联呈左束支阻滞图形。右室特发性室速常起源于右室流出道，少见者可起源于肺动脉瓣上、三尖瓣环附近、右室游离壁及右室心尖部等处。右室流出道室性心电图，表现为左束支阻滞，心电轴右偏，Ⅱ、Ⅲ、avF 导联均为 R 波，无 Q 波及 S 波。右室病理性室速主要见于器质性心脏病，如心肌损害、心肌炎、心肌病等；少部分可见于致心律失常性右室心肌病（arrhythmogenic right ventricular cardiomyo pathy，ARVC）所致，ARVC 常累及右室流出道、心尖部和侧基底部（即发育不良三角）。

心电图表现如下：①完全性或不完全性左束支阻滞。②胸前导联 T 波倒置。③部分病例右胸导联 QRS 终末端可出现明显但振幅较小的电位，称为 ε 波。

（三）根据室速持续的时间分类

1. 非持续性室性心动过速

非持续性室性心动过速指连续 3 个或 3 个以上室性心律，频率＞100 次 / 分，持续时间＜ 30 s。其多见于特发性室速和病理性室速，尤其是右室流出道的特发室速和致心律失常右室心肌病。若短阵室速的第一个期前收缩发生在心室易损期（RonT 现象），易诱发心室颤动。还可见于器质性心脏病如心肌病（扩张型、肥厚型）、急性心肌炎、心肌缺血等，也可见于无器质性心脏病者。预后决定于原发心脏病。在室速频率较慢时多可见到室房分离而明确其心电图诊断。但在其频率较快时，室房分离被掩盖，不易辨认，临床则需注意其与短阵性房性或交界性心动过速伴有室内差异传导相鉴别。

2. 持续性室性心动过速

持续性室性心动过速是指室性心动过速持续时间＞ 30 s，或持续时间虽不够 30 s，但伴有血流动力学障碍的室性心动过速。常见于重症心肌炎、心肌缺血、各型心肌病，尤其是扩张型心肌病、右室发育不良、心瓣膜病致左心功能不全及药物影响或电解质紊乱等。

心电图特点：心室率多在 160～200 次 / 分，RR 间隔基本匀齐，QRS 波宽大畸形。电轴左偏或右偏。心室率快时心电图可见房室脱节、心室夺获或室性融合波。

3. 无休止性室性心动过速

本病的室性心动过速持续时间超过 24 小时，有些患者可长达数年或十几年，其间可有窦性心律，但大部分时间为室性心动过速。心动过速发作时，使用药物及直流电转复均不能有效终止室性心动过速

4. 并行心律性室性心动过速

患者的心内膜下浦肯野纤维网内微折返形成与窦房结并存的室性异位节律点。其周围具有保护性抑制形成传入阻滞，窦性激动不能侵入并行室速起搏点而改变其自律性，如出现传出阻滞或遇到心室肌绝对不应期时则不能显现。

并行心律性室速的心电图特点如下：①短阵的间歇出现的室速。②每阵发作的第一个期前收缩的联律间期不固定。③每阵室速的间隔为室性心动过速 RR 周期的倍数。④频率多与窦性心率接近，为 100～140 次 / 分，偶见 140～220 次 / 分。⑤可出现室性融合波。

5. 非阵发性室性心动过速（加速的室性自身心律或室自律过速）

心电图特点如下：①连续出现 3 个或 3 个以上的室性 QRS 波，频率 60～130 次 / 分，多在 70～90 次 / 分。②不完全性或完全性干扰性房室脱节。可伴窦性夺获及室性融合波。③窦性频率过缓时，可呈持续性室性 QRS 波。

非阵发性室速来源于心室内束支、浦肯野纤维或心肌中的异位起搏细胞舒张期（4 期），去极化速度加快，自律性升高引起。异位起搏点的频率超过窦性频率时则抑制窦性搏动。窦房结频率高于起搏点频率时又可重新夺获心室，可出现室性融合波。室内节律点自律性增强，伴窦房结自律性降低或出现房室传导阻滞时，室自搏心律加速超过窦房结自律性而成为主导心律，故又称加速性室性自身心律。

非阵发性室速可见于风湿性心肌炎、心肌炎急性期、心肌缺血，呈一过性。一般不转化成室颤，对血流动力学影响较小。

鉴别诊断：非阵发性室速有时要与心室率不快（110～120 次 / 分）的短阵性室速相鉴别，见表 9–1。

表 9–1　非阵发性室速与短阵性室速的鉴别

非阵发性室速	短阵性室速	
发作终止情况	缓慢，窦 – 室律逐渐过渡	突发突止，第一个 QRS 波呈期前收缩性，最后一个 QRS 后有完全代偿间歇
心室率	60～130 次 / 分，多数 70～90 次 / 分	多在 150～200 次 / 分。少数慢至 110～120 次 / 分
室窦率比	与窦律相近，室性搏动多在窦性搏动的舒张晚期出现	比窦律快很多，室性搏动多在窦性搏动的舒张早期
窦 – 室竞争	常有	无
恢复窦律后室性期前收缩	无	常有

续表

非阵发性室速	短阵性室速	
干扰性房室脱节	多数为不完全性	多数为完全性
室性融合波	较多	少
伴心室律不齐	多而明显	少，节律基本规则

（四）根据心电图形态分类

1. 单形性室性心动过速

心动过速发作时心电图上每一导联 QRS 波形态稳定不变，占室性心动过速的绝大部分。

2. 双向性室性心动过速

本型很少见，表现为心动过速时同一导联的 QRS 波主波方向逐渐呈正、负双向交替出现，可不在每一导联均有表现。可有以下形式。

（1）QRS 波时间均＜ 0.12 s。

（2）左前分支与左后分支阻滞图形交替出现。

（3）QRS 时间均＞ 0.12 s，宽大畸形。

（4）一种 QRS 波时间＜ 0.12 s，另一种＞ 0.12 s。

双向性心动过速的产生机制未完全阐明，有以下几种可能。

（1）双源性室速，心室的双源异位起搏点交替发放激动。

（2）单源性异位起搏点在心室内折返，从 2 个不同出口夺获心室。

（3）触发激动：心肌细胞内钙超载引起延迟后去极化（如洋地黄中毒、儿茶酚胺敏感性室速等），心室肌外层和内层起搏点交替发出激动。激动的心室肌顺序相反。

（4）单源性心室异位激动起源于左束支分叉处。

此型多发生于心房颤动者，洋地黄中毒伴低血钾是最常见的诱因，亦发生于心肌炎、心肌病、严重心肌缺血、缺氧、离子通道病、乌头碱中毒、金刚烷胺中毒等；为心室颤动的前兆，预后严重。

3. 多形性室性心动过速

心动过速发作时同一导联 QRS 波出现三种或三种以上的形态，是室性心动过速中危险最大，容易进展为室颤的一种。其根据 QT 间期是否延长分为以下几种。

（1）QT 间期延长的多形性室速。窦性心律下存在 QT 间期延长或在发病前存在 QT 间期延长。发生心动过速时，多数呈尖端扭转性室速，即同一导联 QRS 波方向沿等电位线发生扭转。

①获得性多形性室速：此种多见，常有以下心电图特点。室速发作由一个长 – 短间歇诱发，即长间歇后的期前收缩引起发作，长间歇后心搏显示 QT 间期延长、T 或 U 波增宽，随后提早搏动引起发作。其发作机制与心室复极化障碍致多环路或不规则折返或触发活动、早期后去极化有关。病因包括低钾、低镁、低钙等电解质紊乱，奎尼丁等某些Ⅰ类抗心律失常药物影响，心动过缓、中枢神经系统病变和自主神经不平衡等。

②先天性多形性室速：多为家族遗传的离子通道病变，临床表现QT间期延长综合征。部分为基因突变，以儿童、少年多见。临床上可反复发作晕厥，可致阿 – 斯综合征而致猝死。

（2）QT 间期正常的多形性室速。室速呈多形性，基础心律时 QT、T 或 U 波正常，交感神经兴奋药（异丙肾上腺素）可使室速发作。其可分为三种：

①继发于器质性心脏病的室速：多见于缺血性心脏病如冠心病，发病机制多与折返活动有关。

②极短联律间期室速：发病机制与早期后去极化有关；反复发作症状严重，甚至死亡。无器质性心脏病证据为单个室性期前收缩或诱发室速的室性期前收缩显示极短联律间期，成人通常在 0.28～0.32 s，维拉帕米对终止及预防发作十分有效。

③儿茶酚胺敏感性多形性室速。

（3）QT 间期缩短的多形性室速。如短 QT 综合征。

（五）根据发病机制分类

1. 折返性室性心动过速

大多数左室特发性室速、缺血性心肌病室速及其他病理性室速均属折返性室速。根据参与折返环的成分又可分为以下几种。

（1）左后分支折返性室速：左后分支与浦肯野纤维网之间形成折返环。特发性室速多见这类室速。

（2）左前分支折返性室速：左前分支与浦肯野纤维网之间形成折返通道。

（3）分支间折返性室速：折返波动可沿左前分支前传，再经左后分支逆传，消融在前分支可使主折返环终止。体表心电图表现为右束支阻滞及电轴右偏。

（4）束支折返性室速；折返环的参与者为希氏束、右束支和左束支。激动通常从希氏束下传沿右束支前传，跨过室间隔，再沿左束支逆传，少数病例传导方向相反。这类心动过速常见于病理性室速。一般室速呈左束支阻滞图形室速时 HV 间期与窦律时的 HV 间期相等或长于窦律时 HV 间期，HH 间期的变化早于 VV 间期的变化。

（5）瘢痕依赖性室速：常发生在心肌梗死或其他心脏病室速。折返环由梗死瘢痕组织周围存活的心肌组织通道相互组成，或环绕梗死瘢痕组织形成。

（6）局灶折返性室速：在患多种心肌病时，心肌上存在小灶或块状组织坏死、纤维化或脂肪组织化，使局部出现传导延缓或因心脏内、中、外三层心肌组织动作电位时程不均一形成折返激动的基础。

2. 自律性室性心动过速

心肌缺血的急性期及患急性心肌炎时，由于心肌的损伤和急性缺血导致的心肌组织自律性增强。

3. 触发性激动性室性心动过速

（1）特发性流出道室速。特发性右室流出道室速和左室流出道室速均属触发性室性心动过速。右室流出道室速又被称为儿茶酚胺性室速及腺苷敏感性室速。儿茶酚胺增加环磷酸腺苷（cyclic adenosine-3，5'-monophosphate，cAMP）水平，从而介导延迟后去极化，而腺苷可降低 cAMP 水平，故可终止心动过速。

（2）药物引起的室性心动过速。洋地黄、奎尼丁、索他洛尔等药物可引起触发性室性心动过速。

（3）电解质紊乱。低血钾、低血镁可引起早期后去极化。

（4）心动过缓。其因可明显延长 M 细胞动作电位，产生早期后去极化引起室速或尖端扭转性室速。

三、室速的心电图诊断及鉴别

（一）室速的心电图特征

1.QRS 波

宽大、畸形，QRS 时间随年龄增长，QRS 波增宽明显，婴儿 0.06 s 以上，3 岁以上 0.09 s 以上，年长儿 0.11 s 以上。ST 段不易确定，T 波方向与 QRS 主波相反。QRS 波形态相似，RR 间隔均齐，为单形性室速；QRS 形态不同，RR 间隔多不均齐，为多形性室速。

2.P 波

室速时，心房多由窦房结控制，按其固有频率发出激动，心室由异位起搏点控制。P 波与 QRS 波无关，P 波常埋在 QRS 或 ST–T 中，不易辨认。心房率较心室率慢，形成干扰性房室脱节。当心室率较慢时可出现室性融合波或心室夺获。

3.QT 间期

QT 间期多正常，可伴有 QT 间期延长，多见于多形性室速。室速时，不同的心脏基础、心功能状态、心室率范围及发作持续时间等将会产生不同的临床表现。

（二）室性心动过速的鉴别诊断

1. 既往病史、化验及心电图记录

观察有无心脏病史、手术史、生化指标（钾、钠、镁、钙，有无酸中毒），使用治疗心脏病类药物（地高辛、Ⅰ3 类、Ⅰ4 类、胺碘酮等），毒物接触史。发作前后心电图有无心室预激图形、束支传导阻滞、异位搏动等，与发作心电图做比较。

2. 房室分离

房室分离是确诊室速的重要指标。当室速发作时，如果房室结无逆传，心房由窦性兴奋支配，心室由异位起搏点的兴奋支配。因此心房与心室分别以各自的频率激动，出现房室分离，心室率大于心房率。其诊断特异性几乎达 100%，但敏感性不高。室速时房室分离发生率约 50%，在体表心电图上显露的机会约占 25%。因体表心电图受心率、心电图记录质量、记录时间长短以及经验等因素的影响，即使房室分离存在时也很难辨认 P 波。寻找 P 波时应仔细阅读各导联心电图，Ⅱ、Ⅲ、aVF 导联比其他导联更容易辨认是否存在房室分离，最好是 12 导联同步记录心电图。记录时间要足够长，仔细辨认除 QRS–T 以外存在的低频 P 波，亦可以酌情推注 ATP 阻断房室结传导，以显露窦性 P 波。如 P 波与 QRS 波群无关即存在房室分离，则可诊断室速。但要注意在自律性交界区心动过速伴束支阻滞的患者也可存在房室分离。

3. 室性融合波和室上性夺获

宽 QRS 波群心动过速中，如果出现窄 QRS 波则可能为心室夺获。这是由于适时出现的 P 波沿着房室结下传兴奋心室，形成窄 QRS 波。但在快速性室速中，产生心室夺获的可能性很小，心电图上出现的概率更少。心室夺获多出现于频率较慢的室速。当心室夺获产生的兴奋与室速起源兴奋共同兴奋心室时，QRS 波变成介于窦性心律及室速之间的形态，称为融合波。

4. 心电轴异常

（1）额面无人区心电轴。心动过速时额面心电轴在 –90° ～ ± 180°（极度右偏或左偏，即Ⅰ、Ⅱ、Ⅲ、AVF 导联 QRS 波主波向下），即所谓无人区心电轴，则诊断室速特异性达 95% 以上，这是诊断室速的可靠指标。

（2）右束支阻滞图形伴心电轴左偏。

（3）左束支阻滞图形伴心电轴右偏。

5. 胸导联 QRS 波的一致性

全部胸导联 QRS 波呈负向一致图形者见于心尖部起源的室速，诊断 VT 的特异性几乎为 100%。呈正向一致性通常多是室速造成的，偶见于左后旁路前传的逆向型 AVRT。

6. 简化鉴别流程图

韦赖茨凯伊（Vereckei）2008 年提出的简化鉴别流程图。

aVR 单导联鉴别 VT 的四步新流程如下。

（1）QRS 波起始为 R 波时诊断为 VT，否则进入第 2 步。

（2）QRS 波起始 r 波或 q 波时限＞ 40 ms 为 VT，否则进入第 3 步。

（3）QRS 波以负向波为主波时，起始部分（下降支）有顿挫为 VT，否则进入第 4 步。

（4）以 QRS 波起始后移 40 ms 处测得电压绝对值为 V_i、QRS 波终点前移 40 ms 处测得电压绝对值为 V_t、QRS 波的 V_i/V_t 值≤ 1 为 VT。

其局限性为：难以区别逆向型房室折返性心动过速和分支型室速，对无结构性心脏病的鉴别能力不如结构性心脏病室速。

7. 分步诊断法

布鲁加达（Brugada）1991 年提出的分步诊断法。

（1）全部胸导联均无 RS 波（具有任何振幅的 R 和 S 波）诊断为 VT，否则进入第 2 步。

（2）V_1～V_6 导联有 RS 波，最长 RS 间期（自 R 波起点到 S 波最低点的时间）＞ 100 ms 为 VT，否则进入第 3 步。

（3）存在房室分离，心室率大于心房率为 VT，否则进入第 4 步。

（4）V_1 或 V_2 以及 V_6 导联同时表现为非经典束支阻滞图形为 VT。

①右束支阻滞型：V_1 或 V_2 导联呈 R、qR 或 Rs 型，V_6 导联呈 QR、QS 型或 R/S ＜ 1 的 rS 型。

②左束支阻滞型：V_1 导联为 rS 型时，r 时限＞ 30 ms 或 RS 时间＞ 60 ms，V_6 导联有 Q 波，呈 qR 或 qs 型。

以上 4 步依次判别，任何一步成立，则不再进行下一步分析。若全部否定，则为室上性心动过速合并室内差异传导或束支传导阻滞。另外，经 Brugada 4 步诊断法判断为室速的患者，为进一步鉴别是否为经旁道前传的 AVRT，另行设计了 3 步诊断法。

① V_4～V_6 有无负向的 QRS 波群。

② V_2～V_6 有一个或多个导联呈 QR 型。

③有无房室分离，不符合上述 3 步者为室上性心动过速经旁道前传。

8. 根据室速发作时 V_1 导联形态鉴别

（1）左束支阻滞（left bundle branch block，LBBB）型心动过速。坎德瓦尔（Kindwall）

等于 1988 年提出 LBBB 型心动过速诊断为室性心动过速的 5 条标准，专用于右室室性心动过速的诊断。

① V_1、V_2 导联的 r 波时限＞ 30 ms。

② V_1、V_2 导联 S 波降支有切迹。

③ V_1、V_2 导联的 RS 间期（从 R 起始到 S 最低点）＞ 60 ms。

④ V_6 导联有 q 波或 Q 波。

⑤ QRS 波时限≥ 160 ms。

（2）右束支阻滞（RBBB）型心动过速。韦伦斯（Wellens）等于 1978 年提出 RBBB 型心动过速诊断为室性心动过速的 4 条心电图标准，专用于左室室性心动过速的诊断。

① QRS 波时限＞ 140 ms。

②心电轴左偏。

③ V_1 导联 QRS 波呈 RS 或 RSr'（兔耳征）形，V_6 导联 QRS 波呈 S 或 QS 形。

④房室分离及心室夺获。

任何一种流程图均有 10% 左右的判断失误率如临床不能鉴别室上速或室速者应按室速处理。

9. 食管心电图

食管心电图可以清晰地显示正负双向的 P 波，有利于诊断具有房室分离的室速。也可以利用食管电极超速抑制部分室速，达到治疗的目的。

（三）心内电生理检查

心内电生理检查是确诊室速最精确的指标，可以对患者进行心律失常危险分层，如确定室性心动过速的频率和对血流动力学的影响，从而确定药物治疗方案并决定是否植入体内自动复律除颤器，还可以确定室速的发生机制，指导制订导管射频消融治疗方案。

大多数室性心动过速室房逆传不是 1∶1 传导，可通过 V 波与 A 波的频率（如 V 波频率快于 A 波）诊断室性心动过速。当室房传导为 1∶1 时可通过希氏束电图（H）与心室电图（V）的关系来判断。房室结折返性心动过速或房室折返性心动过速时希氏束通道可记录到 H–A–V 或 H–V–A 的传导顺序。通常 HV 间距＞ 70 ms。而室性心动过速发生时，H 波既可出现在 V 波前，也可出现在 V 波后。也可因 H 波隐藏在 V 波中而看不见到 H 波。大多数情况下，室速发生时 HV 间期或 VH 间期短于窦律时的 HV 间期，因为室速时从起源点到希氏束的距离及传导时间短于窦律时激动传导到希氏束的时间。如起源点向希氏束的传导快于向折返环出口的传导时间可出现 HV 传导顺序，起源点向希氏束传导慢于向折返环出口的传导则可出现 VH 传导顺序。

（王晓丽）

第二节　心室扑动和颤动

心室扑动和心室颤动都是严重的心律失常。心室扑动时心室有快而微弱无效的收缩，心室颤动时则心室内各部分肌纤维发生更快而不协调的乱颤，两者对血流动力学的影响均等于心室停搏。两者可通过心电图识别：心室扑动表现为规则而宽大的心室波，向上和向下的波幅不等，频率为 150~250 次 / 分；心室颤动则表现为形态、频率及振幅均完全不规则的波动，频率为 150~500 次 / 分。

这两种室性心律失常是引起猝死的重要原因，正确认识与预防对于减少心血管事件是非常有帮助的。一般来说，心室扑动和心室颤动多发生于原来已有心脏病的基础上，如急性心肌梗死、心肌炎，亦可发生在使用药物治疗过程中导致的严重低血钾与高血钾、QT 间期延长综合征，或者洋地黄、奎尼丁、普鲁卡因酰胺、肾上腺素等药物中毒。当发生这两种类型的心律失常时，应立即予以非同步直流电除颤，并尽快建立有效的呼吸通道、静脉输液通道，监测心电图；如心室颤动波较小，除颤效果不好者，可静脉注射肾上腺素，使颤动波变大，并加大除颤电能再除颤，同时进行心肺复苏的各种急救措施。复苏成功者，要维持呼吸、循环稳定，纠正酸碱、电解质紊乱，保护脑，预防感染和应激性溃疡等。在各种心脏病合并心力衰竭、呼吸衰竭、低血压等临终前发生者，称为继发性心室扑动和颤动，多不易复苏。对有可能发生室扑、室颤的高危患者，如心肌梗死存活者，如伴有左心室功能明显减退或心力衰竭左心室射血分数低于 30% 的患者，安装植入式体内自动复律除颤器（implantable cardioverter defibrillator，ICD）是非常有益的。ICD 能自动识别室性心动过速与室颤，自动放电，及时恢复窦性心律，维持血流动力学的稳定，挽救患者的生命。

一、心电图诊断

（一）心室扑动

QRS 波与 T 波相连无法分辨，呈匀齐的、连续的、快速的振幅相等的大波浪形，每个扑动波由圆钝的上升段和下降段两部分组成，形态类似于正弦波，相当于 QRS 波扑动波与扑动波的大小相等。根据扑动发生时心室肌的状态不同，扑动的振幅可大可小。在心室肌严重损害的状态下，如急性心肌缺血时，扑动波的振幅可非常小；在外表“健康”的患者中，扑动波的振幅可很高。随着扑动波振幅的不断降低，便转为室颤。

当心室扑动和室颤两者同时存在时，称之为“不纯心室扑动”或“心室扑动 – 颤动”。发作可呈持续性，也可短暂发作后转为室速或室颤。

（二）心室颤动

QRS–T 波消失，呈现不规则的、形状和振幅各异的颤动波，频率在 150～500 次 / 分。室颤刚开始时，颤动波振幅较大，QRS 波与 T 波相连无法分辨，呈匀齐的、连续的、快速的振幅相等的大波浪形，每个扑动波大于 0.5 mV，称之为“粗大型室颤”；随着心室肌功能的进一步损害，尤其是在临终前，颤动波的振幅降低，小于 0.5 mV，称之为“细小型室颤”。室颤的频率变化范围极广，在临终前频率可很低，常见两种类型：A 型为颤动前有 1～2 个期前收缩，B 型为由相对长的室性心动过速逐渐演变来，临终前可减慢至 60～150 次 / 分低振幅的缓慢波。室性期前收缩如发生在心室的易损期可致室颤。

心室扑动是阵发性室性心动过速和心室颤动的过渡型，有时可见其过渡形式，则称为不纯性的心室扑动。心室颤动的最后阶段速率变慢，振幅变小，直到电波消失成一条直线。

二、临床意义

心室扑动与颤动可发生于心脏手术中、心导管检查中，以及 QT 间期延长综合征、三度房室传导阻滞、心源性脑缺氧综合征、麻醉、高钾血症等，或任何心脏病的临终前。

（王晓丽）

第十章　房室传导阻滞

心脏任一部位不应期病理性延长，使激动传导延迟或中断称为心脏传导阻滞。激动过早到达，适逢生理性不应期，发生传导受阻为一生理现象，称为干扰。干扰必须与传导阻滞相区别。根据心脏阻滞的部位可分为窦房传导阻滞、房内传导阻滞、房室传导阻滞及室内传导阻滞，以房室传导阻滞及室内传导阻滞最多见。按阻滞的程度可分为三度：一度心脏传导阻滞，表现为传导延迟，传导时间延长。二度心脏传导阻滞，表现为传导部分受阻，出现间歇脱落，一般分为二型：Ⅰ型（又称文氏型）为传导时间逐渐延长，直至发生脱落；Ⅱ型在脱落之前无传导时间延长现象。三度心脏传导阻滞，表现为传导完全受阻，所有激动均不能下传。一度、二度心脏传导阻滞又称不完全性或部分性心脏传导阻滞，三度心脏传导阻滞可为暂时性、间歇性或永久性。

发生心脏传导阻滞的原因有器质性心脏病（感染性心肌炎、心肌病、先天性心脏血管畸形、先天性房室传导阻滞等）、电解质紊乱及药物影响（以低钾、高钾血症及洋地黄中毒最多见）、自主神经紊乱及心内手术创伤等。小儿则以感染性心肌炎及先天性心血管畸形最多见。

第一节　房室传导阻滞的分类

房室传导阻滞是指由于房室传导系统某部位的不应期异常延长，激动自心房向心室传播阻滞的疾病。

传导延缓或部分甚至全部不能下传的现象，是房室传导能力病理减低的结果，与生理性房室干扰不同。临床心电图将房室传导阻滞分为三度。

（1）一度房室传导阻滞：房室传导时间延长，心电图表现为 PR 间期超过正常范围，但每个心房激动都能下传到心室。

（2）二度房室传导阻滞：一部分来自心房的激动受阻不能下传到心室，通常又进一步分为莫氏Ⅰ型和莫氏Ⅱ型，莫氏Ⅰ型又称为文氏现象。

（3）三度房室传导阻滞：所有来自心房的激动都不能下传至心室。一度、二度房室传导阻滞又称不完全性房室传导阻滞，三度房室传导阻滞称为完全性房室传导阻滞。北京儿童医院小儿心律失常 1196 例分析中，房室传导阻滞占 32.2%，居第二位。其中一度房室传导阻滞最多见，占房室传导阻滞总数的 88.3%。房室传导阻滞是由于房室传导系统不应期延长所引起。通常体表心电图记录上，PR 间期代表激动由窦房结发出后至开始激动心室的全过程，应用导管电极记录房室束电图，PR 间期包括心房、房室结、房室束、束支及浦肯野纤维一系列电激动过程（图 10–1）。但在体表心电图上无明确标志，不能确定其部位。根据房室束（希氏束）电图可确定房室传导阻滞的部位。图 10–2 示心脏传导系统、希氏束心电图及体表心电图的相关图解。PA 间期从体表心电图 P 波开始至心房电图 A 波开始的时间即窦房结激动在心房内传导时间：AH 间期为从 A 波开始至希氏束（H 波）开始的时间，即房室结传导时间；H 波时限为房室束的时间；HV 间期为从 H 波开始至心室电图 V 波开始的时间，即房室束到心室的传导时间。小儿 PA 间期、AH 间期、H 波时限及 HV 间期的正常值分别为 10～45 ms、50～105 ms、10～20 ms 及 32～50 ms，如超过其上限则为心房内、房室结。房室束及房室束以下传导阻滞，心房内及房室结阻滞统称房室束上阻滞。根据希氏束电图可将房室传导阻滞分为希氏束上、希氏束内及希氏束下三类。了解阻滞的部位，对估计预后及治疗可提供重要依据。记录心内电图需应用心导管电极技术，较希氏束心电图 PA 复杂，又系创伤性检查，不能常规应用，故通 AH 体表心电图常仍沿用房室传导阻滞分为三度的传统分类法。

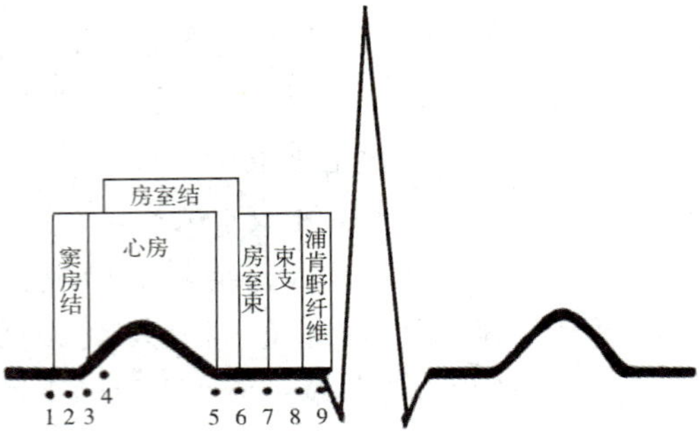

图 10–1　PR 间期中包括的心脏传导系统电活动示意图

1. 窦房结激动；2. 窦房传导；3. 心房开始去极化；4. 去极化波到达房室结；5. 心房去极化结束；6. 去极化波到达房室束；7. 去极化波到达束支；8. 去极化波到左束支上部浦肯野纤维；9. 室间隔上部心室肌开始去极化。

1、2、4、6、7、8 在体表心电图无明确标志

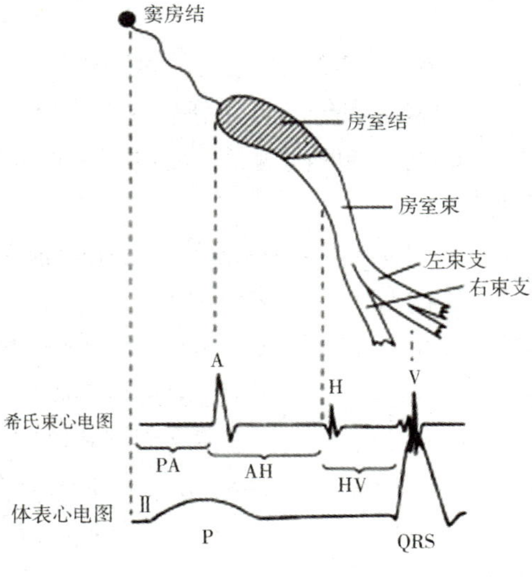

图 10–2　房室传导系统、希氏束心电图及体表心电图相关图解

A 波：心房去极化电位；V 波：心室去极化电位；AH 间期：房室结的传导时间；HV 间期：房室束到心室的传导时间；日波：房室束去极化电极；PA 间期：心房内传导的时间；H 波时限：房室束时间

根据462例房室传导阻滞的希氏束心电图研究，心电图房室传导阻滞分度与希氏束心电图定位的结果如下。

（1）一度房室传导阻滞244例中，阻滞在希氏束上者84例（35%），在希氏束内合并希氏束下者144例（59%），希氏束下16例（6%）。

（2）二度房室传导阻滞中，二度Ⅰ型房室传导阻滞29例，阻滞在希氏束上者21例（73%），在希氏束内及希氏束下者8例（27%）；Ⅱ型35例，阻滞均在希氏束内或希氏束下。固定为2∶1或3∶1房室传导者30例，1/3阻滞位于希氏束上，2/3在希氏束内或希氏束下。

（3）三度房室传导阻滞124例中，17例（14%）阻滞在希氏束上，余107例（86%）均在希氏束内或希氏束下。以上结果提示第一度及第二度Ⅰ型房室传导阻滞多数为希氏束上房室传导阻滞。

（王晓丽）

第二节　房室传导阻滞的发生机制

心脏激动的传播是心脏传导系统各部位心肌细胞按顺序兴奋和产生动作电位的过程。激动的传播与否和引起的动作电位0相上升速度和幅度以及下传的组织是否脱离不应期有关。0相上升速度快，幅度高，则传播快，否则延缓甚至中断；如下传组织的不应期异常延长，则激动不能继续传播。在病理情况下，如心肌缺血、坏死、炎症、变性等，均可导致心肌细胞电生理特性的改变，使浦肯野纤维、心房肌、心室肌等快反应纤维的膜电位减低，产生慢反应动作电位，以致不应期延长，甚至不能产生兴奋。目前认为房室传导阻滞的病理生理基础是房室传导系统中某部位的心肌细胞不应期的异常延长。一度房室传导阻滞是由于房室传导系统病变区的心肌细胞相对不应期延长，而有效不应期尚正常。二度Ⅰ型房室传导阻滞有效不应期和相对不应期均延长；二度Ⅱ型房室传导阻滞，主要是有效不应期明显延长，而相对不应期很短。三度房室传导阻滞则有效不应期占据了整个心动周期，房室传导系统病变区完全丧失了兴奋性，所有的心房激动均被阻滞不能下传，为保护心脏的泵功能，阻滞部位以下的次极起搏点释放激动，形成逸搏心律，以维持心室激动。正常心率60～100次/分时，房室传导系统有效不应期和相对不应期大致相等。

在心电图上，房室交界区的有效不应期大致相当于P波顶点到T波顶点，其相对不应期大致相当于T波顶点至U波结束，处于有效不应期，心房激动不能下传。于相对不应期中，激动可缓慢传到心室，引起PR延长。在相对不应期时，PR间期的长短与前一个搏动的RP间期成反比，即RP愈长，PR愈短；反之，RP愈短，PR愈长。只有在反应期，传导完全恢复，相当于U波之后，不论RP间期的长短，PR间期均在正常范围固定不变。房室传导阻滞时，可发生隐匿性传导、超常传导或韦金斯基现象等，从而可加重传导阻滞的程度或暂时意外改善房室传导。

（王晓丽）

第三节　房室传导阻滞的心电图诊断

一、一度房室传导阻滞

房室传导时间延长，但每个心房激动均能传到心室。

（一）心电图诊断

（1）按年龄和心率，PR 间期超过正常最高值。一般小儿在 0.1 s 以上，成人在 0.21 s 以上。

（2）PR 间期虽未超过正常范围，但在心率未变或较快时，PR 间期较原先延长 0.04 s 以上。一度房室传导阻滞时，PR 间期延长，一般在 0.18～0.36 s，偶尔可长达 0.60 s 以上。PR 间期延长可由于心房、房室结、希氏束或束支水平的传导延缓引起，但多数为房室结内传导延迟。在体表心电图上不能区别第一度房室传导阻滞的阻滞部位。P 波增宽，伴有切迹可提示存在房内阻滞。一度房室传导阻滞可伴有窄的或宽的 QRS 波。由于心房、房室结或希氏束内传导延缓引起的 PR 间期延长，通常 QRS 波不宽，而由于希氏束下阻滞引起的，则 QRS 波多增宽，呈一侧束支阻滞的图形；但若两侧束支阻滞的程度相等，则 QRS 波正常。

在一次心电图中，PR 间期延长通常是固定的，除非有明显窦性心律不齐，因 RP–PR 关系，PR 间期长短可随 RP 间期变化而有不同。偶尔见到与窦率无关的 PR 间期长短交替改变可能为交界区双径路所致：快径传导速度快，不应期长；慢径传导速度慢，不应期短，原由快径下传的窦性 P 波，改循慢径下传，故 PR 间期延长。有时 PR 间期可随患儿体位而变异：卧位时可加强迷走神经的作用，PR 间期长；立位时交感神经张力增强，迷走神经张力相应减低，PR 间期缩短。这种变异型一度房室传导阻滞多见于迷走神经张力不稳定的病例，或见于洋地黄毒性反应。

（二）鉴别诊断

（1）干扰性 PR 间期延长：当心房激动下传时，房室交界区正处于相对不应期，P 波常在前一 T 波后肢上，因传导延迟以致 PR 间期延长，此为房室交界区干扰现象，常见于房性期前收缩、阵发性房性心动过速。

（2）交界性心律：当心率较快或 PR 间期明显延长时，P 波可隐藏于前一 T 波之中，或紧随在前一 QRS 波之后，不易辨认，难与交界性心律、交界性自律过速区分。应注意 T 波有无微小的改变，如有小突起或切迹时，应进行动态观察，或压迫颈动脉窦使心率减慢而显露出 P 波。

二、二度房室传导阻滞

由于房室传导系统有效不应期和相对不应期均延长，心房激动部分不能传到心室，出现间歇性心室脱落。说明房室传导情况时应指明是房室传导比率还是房室阻滞比率，如每 4 个 P 波，3 个 P 波下传到心室产生 QRS 波，只有一个 P 波受阻，出现心室脱落，则为 4∶3 房室传导或 4∶1 房室阻滞。二度房室传导阻滞分为莫氏Ⅰ型及莫氏Ⅱ型。

（一）莫氏Ⅰ型（即文氏型）

心电图表现为一系列 P 波下传心室，PR 间期逐次延长，直到一个 P 波受阻，发生心室脱落。如此周而复始，呈规律性周期改变，这一周期称为文氏周期。

心电图诊断如下：

（1）PR 间期呈逐次延长，直至一个 P 波受阻，发生心室脱落。

（2）PR 间期逐次延长的同时，RR 间隔逐次缩短，直至发生心室脱落。

（3）伴有心室脱落的 RR 间隔小于 2 个 PP 间隔。

二度Ⅰ型房室传导阻滞的文氏周期是由于房室传导阻滞有效不应期和相对不应期均延长所致。窦性激动在房室传导系统的有效不应期内不能传播，而在相对不应期内发生递减传导，传导速度缓慢。在文氏周期中，第 2 个 P 波到达房室传导阻滞时，后者处于相对不应期，故 PR 间期延长，使心室激动延迟发生，而下一次的 P 波便落在相对不应期的更早阶段。PR 间期愈加延长，心室激动也愈晚发生，直到 P 波落在前一激动的有效不应期而不能下传，发生一次心室脱落。经心室脱落的长间歇后，房室传导组织的兴奋性有所改善，间歇后的第 1 个 P 波能以较短的 PR 间期下传。

二度Ⅰ型房室传导阻滞由于窦性心律不齐、房室交界区传导不稳定及隐匿性传导的影响，心电图常出现不典型的二度Ⅰ型房室传导阻滞改变，尤其房室传导在 4∶3 以上时，几乎均为不典型者。心电图只具有二度Ⅰ型房室传导阻滞心电图诊断的 1 或 2 项，而多数有心室脱落后 PR 间期呈逐次延长的心电图改变。不典型的二度Ⅰ型房室传导阻滞的心电图常见下列几种。

（1）PR 间期及 RR 间隔变化规律不明显，无典型的文氏周期，只有心室脱落后 PR 间期缩短。

（2）未下传的 P 波侵入房室交界区，引起新的不应期，使心室脱落后的 PR 间期不缩短。

（3）在文氏周期中，有的 PR 间期相等。

（4）PR 间期最大的递增值不发生在心室脱落后第 1 和第 2 个 PR 间期中。

房性心动过速时，心房率过快超过 250 次 / 分以上，异位 P 波下传时正逢房室交界区不应期，可发生二度Ⅰ型房室干扰，这是生理性干扰与病理性的传导阻滞不同。

（二）莫氏Ⅱ型

此型的房室传导组织有效不应期延长，使心房搏动部分不能下传到心室，发生间歇性心室脱落，但发生心室脱落前后，下传的 P 波，其 PR 间期是恒定的。

心电图诊断：

（1）PR 间期恒定。

（2）P 波按规律出现，部分 P 波之后不继以 QRS 波。

2∶1 或 3∶1 房室传导阻滞可为Ⅰ型或Ⅱ型二度房室传导阻滞，不易区分，应加描长条心电图，如发现房室传导比率改变，PR 间期不恒定，则可能为Ⅰ型。一般认为二度 2∶1 房室传导阻滞，如 PR 间期延长和不伴有束支阻滞型 QRS 波，即窄 QRS 波，常为Ⅰ型，如 PR 间期正常伴有束支阻滞型 qRS 波，则为Ⅱ型。

（三）高度房室传导阻滞

二度房室传导阻滞时，房室传导为 3∶1 以上，如 4∶1、5∶1、6∶1 等，称为高度房室传导阻滞。仅少数 P 波能下传，心室率很慢，常出现交界性逸搏及逸搏心律或室性逸搏及逸搏心律；个别 P 波可下传到心室，发生心室夺获。

（四）鉴别诊断

1. 二度窦房阻滞

间歇中无 QRS 波，也无 P 波，而第二度房室传导阻滞时 P 波按规律出现，P 波后无 QRS 波。

2. 二度 2：1 房室传导阻滞

本病应与未下传的房性期前收缩二联律相鉴别，后者可见提前发生异位 P 波，异位 P 波多发生于前一 T 波之前肢，PP 间隔差距大。

3. 二度 2：1 房室阻滞

如未下传的 P 波与 T 波相重，可类似窦性心动过缓，应注意检查 T 波中有无 P 波。

4. 房性心动过速

房性心动过速时，心房率过快，超过 250 次 / 分以上，可发生二度 2：1 房室干扰。

5. 二度房室传导阻滞Ⅰ型及Ⅱ型的鉴别

主要鉴别点为心室脱落后Ⅰ型 PR 间期逐渐延长或长短不定，而Ⅱ型则恒定，QRS 波Ⅰ型均不增宽，而Ⅱ型可呈束支阻滞型增宽。临床上Ⅱ型多见于急性风湿热、洋地黄毒性反应，常为暂时性改变，而Ⅰ型见于慢性心肌病，大都持续存在运动或注射阿托品时。当心房率增快时，Ⅰ型房室阻滞减轻，而Ⅱ型反而加重。

三、三度房室传导阻滞

房室传导组织有效不应期极度延长，占据了整个心动周期，使 P 波全部落在有效不应期中，完全不能下传心室，心室由低级起搏点控制。

（一）心电图诊断

（1）PP 间隔与 RR 间隔各有其固定规律。P 波与 QRS 波无关。

（2）心房率较心室率快，心房节律多为窦性心率，或为心房扑动或心房颤动。

（3）心室节律为交界性或室性逸搏心律。交界性逸搏心律时，心室率 40 次 / 分以上。室性逸搏心律时，心室率慢，在 40 次 / 分以下。

（4）QES 波形态：阻滞部位在希氏束上者，QRS 波与正常窦性者相同；阻滞在希氏束下者，QRS 波畸形，时间增宽＞ 0.10 s。起搏点来自左束支者，QRS 波呈右束支传导阻滞型；起搏点来自右束支者，QRS 波呈左束支传导阻滞型。

完全性房室传导阻滞时，心室率缓慢，心室由阻滞区下方的次级起搏点控制，为被动性逸搏心律。交界性逸搏心律的逸搏周期较恒定，节律匀齐，RR 间隔之差不超过 0.08 s。婴儿交界性逸搏心律频率 50～90 次 / 分，1 岁以上 50～70 次 / 分。QRS 波形态为室上性，QRS 波窄，不超过正常时限；有时 QRS 波形态因房室交界区传导束的纵向分离，可略有不同；但时限正常的室性逸搏心律发生于完全性房室传导阻滞，病变在希氏束下，室性起搏点可在左、右束支或希 – 浦系统。阻滞在左或右束支水平，QRS 波宽大、畸形，呈右束支或左束支阻滞型，频率 30～50 次 / 分；如在希 – 浦系统，则频率更慢，为 20～30 次 / 分，且不稳定，常为临终心电图表现。

完全性房室传导阻滞心室节律多慢而规则，在下列情况可出现心律不齐。

（1）几乎完全性房室传导阻滞，偶尔房性激动下传心室，发生心室夺获。

（2）伴有室性期前收缩或室性心动过速。

（3）同时存在两个心室起搏点，各自有其自身节律。

（4）心室自身节律点不稳，常常发生心室停搏。

（二）鉴别诊断

三度房室传导阻滞应与干扰性完全性房室分离相鉴别，后者心室率较心房率快或与心房率相近。

（王晓丽）

第四节　房室传导阻滞并发的心律失常

一、室相性窦性心律不齐

在二度以上的房室传导阻滞中，窦性频率因心室激动与否而发生变异，即 PP 间隔之中有 QRS 波者较 PP 间隔中无 QRS 波者为短，两者差距在 0.02 s 以上。

二、交界性逸搏

二度房室传导阻滞时，心室脱落后的间歇过长，超过了交界性逸搏周期，就可发生交界性逸搏，偶尔出现室性逸搏。

三、心室夺获

房室阻滞在 3∶1 以上，形成逸搏心律；当 P 波到达，正处于房室组织相对不应期，则发生心室夺获。

四、QT 间期延长

完全性房室传导阻滞可伴发 QT 间期延长，预后较 QT 正常者差。

五、期前收缩及室性心动过速

不同程度的房室传导阻滞可出现房性、交界性或室性期前收缩完全性房室传导阻滞，心室起搏点低，心室率很慢。常并发快速性室性心律失常，包括室性心动过速、心室扑动及心室颤动，为完全性心室传导阻滞发生晕厥和猝死的重要原因。

六、心室静止

完全性房室传导阻滞病变较低，在束支或希 – 浦系统者，心室逸搏心律极慢，可导致心室静止（心脏停搏），为导致晕厥和猝死的另一原因。

七、韦金斯基现象、裂隙现象及超常传导

在高度及完全房室传导阻滞时，可发生以上情况。

（王晓丽）

第五节　房室传导阻滞的临床意义

一、一度房室传导阻滞

一度房室传导阻滞可见于正常儿童，因迷走神经张力高或房室交界区双径路引起变异性 PR 间期延长。

北京儿童医院一度房室传导阻滞 100 例病因分析，以感染性疾病最多见，如腮腺炎、

麻疹等，其次为风湿热、病毒性心肌炎及先天性心脏病，少数为低血钾及洋地黄毒性反应。二度Ⅰ型房室传导阻滞多见于风湿性心肌炎、洋地黄毒性反应。健康儿童睡眠中约6%出现二度Ⅰ型房室传导阻滞，也可以发生于迷走神经张力增高时，如颅内压增高等。二度Ⅱ型房室传导阻滞主要为心肌疾病引起。完全性房室传导阻滞可分为先天性及后天性两类，北京儿童医院25例完全性房室传导阻滞中，先天性13例，后天性12例。先天性完全房室传导阻滞6例为孤立型，7例合并先天性心脏病。目前认为孤立型的病因与患儿母亲孕期患结缔组织病有关，如系统性红斑狼疮等，约75%的母亲血清抗SS-A或抗SS-B抗体阳性，此抗体为IgG成分，可通过胎盘，与胎儿心脏传导组织发生病理免疫反应，引起炎症、变性及纤维化，导致房室传导阻滞。先天性房室传导阻滞的另一病因为房室传导系统胚胎发育畸形，连接中断。后天性12例中，病毒性心肌炎5例，心肌病3例。1例为先天性心脏病术后发生，3例原因不明。而国外报道，本病的发生则以心内手术创伤为主。

二、房室传导阻滞的临床表现及预后

本病的临床表现及预后主要取决于阻滞的部位和患者心脏的基础情况，一度及二度Ⅰ型房室阻滞多为暂时性，很少发展为高度房室阻滞，或遗留永久性病变，往往随病因的解除而缓解，预后较好。二度Ⅱ型、高度及完全性房室传导阻滞多见于严重的心脏病，多有明显症状，严重者可发生晕厥甚至猝死。晕厥发作因心室有效收缩停止，发生急性脑缺血而引起，见于心室颤动、心室停搏及电机械分离。心室电机械分离出现于心室，逸搏心律缓慢而不规则，低于30次/分，不能引起有效的机械收缩。先天性完全性房室传导阻滞孤立型预后较好，如心室率在60次/分以上，可无症状，而并发先天性心脏病者多于婴儿期死亡。

三、房室传导阻滞的定位诊断

本病的定位诊断对指导治疗及判断预后十分重要，但体表心电图不能作出阻滞部位的诊断。目前通过各类房室传导阻滞病例的希氏束图及临床心电图的对照研究，总结了一些对阻滞部位的心电图指标，再结合病因及心脏基础情况，可大致估计阻滞部位。

（一）QRS波形态及时限

（1）窄的室上型QRS波：不论是下传的激动还是逸搏心律的搏动，均表明阻滞的部位在希氏束上或希氏束内。急性房室传导阻滞伴有窄的QRS波，通常为房室结内阻滞，如急性风湿热、洋地黄中毒等。先天性完全性房室传导阻滞孤立型，QRS波窄者，往往阻滞部位在房室结周围或房室结内。虽然窄QRS波提示阻滞部位在希氏束以上，但也有例外，如双侧束支内传导延缓的程度相同时。因左、右室激动是同步，可PR延长而QRS波不增宽。

（2）宽的QRS波：双侧束支病变的房室传导阻滞及希氏束上房室传导阻滞合并室内传导障碍通常均出现QRS波增宽。

（二）房室阻滞的类型

1. 一度房室传导阻滞

PR间期延长的程度与阻滞部位无关，PR延长伴窄的室上型QRS波大都为房室结内阻滞，如QRS增宽则希氏束下阻滞可能大。

2. 二度房室传导阻滞

二度Ⅰ型房室传导阻滞大部分为房室结内阻滞，极少为希氏束内或束支阻滞。二度Ⅱ型房室阻滞多数为希氏束下阻滞，少数为希氏束内阻滞。固定的 2∶1 或 3∶1 二度房室传导阻滞可为Ⅰ型或Ⅱ型，如下传的 QRS 波宽，则阻滞发生在束支水平可能大。

3. 完全性房室传导阻滞

若逸搏心律 QRS 波宽，则大多为希氏束下阻滞。逸搏心律 QRS 窄为室上型，则阻滞在希氏束上或希氏束内。如逸搏心律较快（50 次 / 分以上）或为先天性孤立性完全性房室传导阻滞，则多为希氏束上阻滞。运动心电图、24 小时动态心电图及阿托品试验（静脉注射 0.02 mg/kg）可协助判别阻滞在希氏束上或希氏束内，如运动或注射阿托品后心室率增快＞ 10 次 / 分，则阻滞区多在希氏束上；若以往心电图为二度Ⅱ型房室传导阻滞，或有晕厥发作，则阻滞在希氏束内的可能大。

（王晓丽）

第十一章　川崎病与冠脉病变心电图

第一节　川崎病与冠状动脉病变的心电图改变

一、川崎病及相关冠脉病变心电图

川崎病也称皮肤黏膜淋巴结综合征。由日本儿科医师川崎富作于1967年首次报道，为系统性血管炎类疾病。发病主要见于5岁以下儿童，是目前儿童常见的获得性心血管疾病之一。川崎病主要累及中等大小的肌性动脉，心脏冠状动脉受累最为常见。部分患者可发展为冠状动脉瘤。急性期除血管炎外还可出现心包炎、间质性心肌炎及心内膜炎。川崎病诊断标准包括以下几方面：

（1）发热持续5天以上，抗生素治疗无效。

（2）双侧结膜充血。

（3）口唇鲜红、干裂，口腔黏膜充血，杨梅舌。

（4）多形性红斑皮疹。

（5）手足早期硬肿，后期膜状脱皮。

（6）非化脓性颈淋巴结肿大。

6条诊断标准中，含发热在内的5条即可确诊；具备4条诊断标准但超声心动图或心血管造影显示冠状动脉病变者也可诊断川崎病。其病程可分为三期：急性期2周以内，亚急性期3～4周，恢复期5～8周。巨大冠状动脉瘤患者通常需联合应用抗血小板药物，如阿司匹林及抗凝药物如低分子肝素或华法林以预防冠状动脉血栓形成。川崎病冠状动脉轻度病变多数呈自限性经过，并发冠状动脉瘤样扩张者可迁延数年，少数后遗症为冠状动脉狭窄或闭塞致缺血性心脏病。本病死亡原因主要为急性心肌梗死。

国内文献报道，川崎病患儿最常见的心电图异常为窦性心律失常，主要为窦性心动过速、窦性心动过缓、窦房传导阻滞。此后依次为不同程度的ST-T改变（T波切迹、T波高尖、ST段抬高或水平下移）、传导阻滞（主要是房室传导阻滞、不完全性右束支传导阻滞）、期前收缩，多出现在急性及亚急性期；并发心肌梗死时可见异常Q波，ST-T形成单向曲线。既往北京儿童医院川崎病52例心电图分析，心电图异常者38例占73.1%。其中窦性心动过速15例，PR间期延长7例，T波及ST段改变8例，多出现在急性及亚急性期，于1～2周后恢复，其他改变少见。

二、先天冠脉病变心电图

左冠状动脉起源于肺动脉（anomalous origin of the left coronary artery from the pulmonary artery，ALCAPA）是一种罕见但严重的先天性心脏病。布鲁克斯（Brooks）在1886年首先报道了ALCAPA的存在，而布兰德（Bland）、怀特（White）、加兰德（Garland）在1933年最早描述了这种先天性心脏病的临床表现，所以ALCAPA又称为Bland-

White-Garland 综合征。ALCAPA 相对罕见，发病率大约在 1/30 万活产婴儿，占所有先天性心脏病的 0.5%。其病因可能是胎儿时期主动脉、肺动脉的异常分离，或肺动脉内皮芽持续存在并与形成中的左冠状动脉（left coronary artery，LCA）相连。ALCAPA 可单独存在，也可合并其他心脏畸形。本病确诊依赖于影像学检查，如果不治疗，约 90% 的患儿将在生后 12 个月内死亡。但也有少数患者在左右冠状动脉之间形成了丰富的侧支循环，存活到成年，最终死于心力衰竭或心源性猝死。

文献报道，对 ALCAPA 患儿行心电图检查，在发病年龄≤ 12 月龄的患儿中，Ⅰ、aVL、V_4～V_6 导联有异常 Q 波伴有 T 波倒置，其中全部患者 aVL 导联可见深宽的 Q 波；在发病年龄＞ 12 月龄的部分患儿中，仅部分患者侧壁导联可见异常 Q 波伴 ST-T 改变。

其他罕见的先天性冠状动脉病变包括左冠状动脉起源于右冠状动脉窦、双侧冠状动脉共同开口、冠状动脉高位开口等及冠状动脉肌桥，儿科临床并不少见，容易被漏诊、误诊。临床可造成病变动脉远端血供减少而导致心肌缺血，引起心绞痛，甚至猝死。心电图可出现 ST-T 改变。

川崎病相关的冠状动脉血栓形成、左冠状动脉起源肺动脉是儿科发生心肌梗死的主要病因，其心电图改变与成人急性心肌梗死相仿，但其发病相对隐匿，因此临床较少见典型急性心肌梗死的动态心电图变化。心肌梗死的心电图机制、心电图定位、表现等将于本章第二节进行详述。

（王晓丽）

第二节 心肌梗死心电图

急性心肌梗死是冠状动脉急性、持续性缺血所引起的心肌坏死。心电图多有特征性改变。此外，儿童重症心肌炎及肥厚型心肌病患儿也可因炎症反应及心肌肥厚出现心肌坏死而在心电图上形成类似心肌梗死的 ST-T 改变及病理性 Q 波。

一、急性心肌梗死心电图改变的发生机制

模拟急性心肌梗死的动物实验表明，阻断冠状动脉血流数分钟内，心电图出现 T 波的倒置，称为缺血型心电图改变，如立即恢复冠脉血流，倒置的 T 波能迅速恢复正常。随着阻断血流的时间延长，心肌缺血程度加重，连续记录的心电图出现 ST 段的逐渐升高，倒置的 T 波和 ST 段融合形成一个凸出于基线水平的单向曲线，称为损伤型心电图改变。如继续阻断血流，缺血部位心肌发生穿透心室壁的坏死，记录的心电图 QRS 波呈 QS 型，称为坏死型心电图改变。

（一）缺血型 T 波改变

缺血心肌的复极化顺序与正常复极化相反，从心内膜开始向心外膜进行。心电图表现为 T 波倒置，T 波的形态、振幅和方向异常。缺血型 T 波有以下三个特点：

（1）升支与降支对称。

（2）基底变窄或倒置。

（3）顶端变尖锐。

（二）损伤型 ST 段移位

这是缺血型心电图改变的进一步发展，反映心肌高度缺血，表现为 ST 段抬高与 T 波融合在一起而形成单向曲线。单向曲线因 T 波方向的不同而有两种形态，T 波倒置者单向曲线呈弓背向上，如同抛物线；若 T 波直立则单向曲线弓背向下。损伤型 ST 段移位是由于舒张期损伤电流、收缩期损伤电流与去极化波受阻现象共同作用的结果。

1. 舒张期损伤电流

受损心肌出现极化程度不同的情况时，产生电位差，电流自极化较高的部位流向极化较低的部位，即自未受损的心肌电位较高处流向受损伤部位较低处，发生心肌细胞 4 相的电位差，称为舒张期损伤电流。它的向量方向与损伤电流方向相反，即为 TP 段向量，在心电图上示 TP 段的降低（心外膜下损伤）或是抬高（心内膜下损伤）。以心外膜下心肌受损为例，探查电极放在心外膜面（图 11–1），在心肌去极化以后因存在 TP 段向量，心电图 TP 段下移，心肌去极化产生 QRS 波，去极化完毕，正常心肌与损伤心肌之间不存在电位差，TP 段消失，ST 段回到等电位线，ST 段与 TP 段不在一个水平线上。当心肌复极化以后，细胞恢复极化状态，正常心肌与损伤心肌间出现电位差，产生损伤电流，TP 段向量复现，TP 段又下移，因此心外膜面心电图上呈现 STT 段抬高。同理，心内膜面心电图上呈现 ST 段的下降。

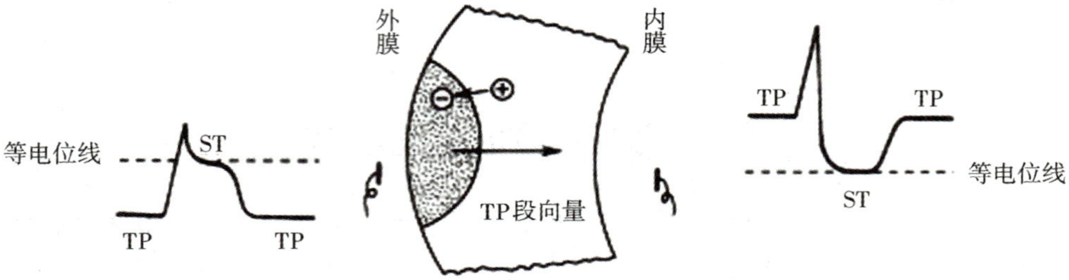

图 11–1　舒张期损伤电流产生 ST 段偏移的示意图

2. 收缩期损伤电流

受损伤的心肌在激动时亦仅能部分去极化，因此在去极化后 2 相受损区仍然保留部分状态，受损伤细胞膜电位高于 0 mV（正电位），较正常部位（负电位）高。这样受损伤部位的电位显著高于正常部位，两个部位间产生电位差。损伤电流自损伤心肌区流向未损伤区，形成收缩期损伤电流。此损伤电流以 ST 向量来表示，ST 向量指向损伤部位，与 TP 段向量相反复极化以后，ST 向量即消失。心电图上在 QRS 波之后 ST 段因存在 ST 向量，表现为 ST 段的偏移。以心外膜下心肌受损为例，探查电极放在心外膜面，在 QRS 波之后，ST 向量指向受损部位的心肌，因此出现 ST 段抬高。同理，心内膜面心电图上呈现 ST 段的下降。

3. 去极化波受阻

心肌受损 ST 段的移位与单向曲线的出现还可用去极化波受阻现象来解释。损伤心肌的边缘和正常心肌之间存在着传导阻滞，损伤的心肌并非完全不带电，但电荷较少。在此时心肌极化进行得比较缓慢而且不完全，因此正常的心肌与损害的心肌间去极化的进行发生阻滞现象。当正常心肌去极化完毕后（去极化完毕时其电位 0 mV），损伤的心肌仍然保持部分极化状态，损伤区电位必然高于正常去极化的心肌，在损伤区的边缘处产生一种由于去极化波受阻而产生的电位差，即发生在心肌之间 0 相去极化电位差，因而等电位线上移，ST 段抬高。

（三）坏死型异常 Q 波改变

坏死型心电图的特点是新出现的异常宽大而且增深的 Q 波（梗死 Q 波）。一般认为，当探查电极面对梗死区时，出现 Q 或 QS 波；反之，背向梗死区时，出现梗死 R 波，即在某些导联上呈现 R 波增高。坏死型心电图改变，常在心肌梗死发生后几小时或几天内出现。常见的坏死型心肌梗死心电图改变如下：

1.QS 波型

心肌梗死发生后（QRS 波原来向上的 R 波降低或消失变为 Q 波，Q 波与 S 波融合成为 QS 波。因坏死的心肌失去正常的去极化作用，心肌去极化的初始向量及综合向量指向与梗死区相反的方向，因此在面对梗死区的导联上，这一向量投影在负侧出现 QS 波。急性坏死型心电图除有 QRS 波的改变，同时有 ST 段升高呈单向曲线及 T 波倒置。

2.QR 或 Qr 波形

由于心肌梗死区限于心内膜下心肌，对应的心外膜下心肌并未受累，仍能正常去极化。因此 QRS 初起向量背向梗死区，QRS 终末向量仍正常地指向梗死区，在面对梗死区的导联上出现 QR 或 Qr 形。异常 Q 波标准为 Q 波时间＞0.03 s，Q/R 振幅＞1/4。

3.Q 波的镜面相（梗死 R 波）

当后壁发生心肌梗死时，出现坏死型 Q 波镜面相，在常规 12 导联心电图中不出现 QS 波形，仅在 V_5 导联中表现为高 R 波，这种 R 波的出现也伴随着心肌损伤的衍变。

4. 正常 q 波的消失

正常心电图Ⅰ、Ⅱ、Ⅲ、aVF、V_5 导联上出现 q 波，因室间隔初始 0.025 s 内的向量在上述各导联轴的负侧产生 q 波。如果在 V_5、V_6 导联上原有的 q 波消失，提示室间隔心肌坏死，或表明室间隔内激动传导顺序的改变，如预激综合征、左束支传导阻滞等。

5. 心前区导联 QRS 波幅顺序的改变正常

心电图自 V_1 向左移至 V_5 各导联中，R 波的顺序应是 r→R 逐渐升高，V_4 导联 q 波振幅小于 V_5，导联 q 波振幅。若心电图中出现 $R_{V4} < R_{V3}$，或 $Q_{V4} > Q_{V5}$，应考虑患者有前间壁的心尖部心肌梗死。

二、急性心肌梗死的心电图衍变

急性心肌梗死的心电图衍变主要分三个时期。

（一）超急性期时相

此期尚未出现坏死型 Q 波，心电图上显示严重的急性冠状动脉供血不足，表现为 T 波高尖，ST 段呈损伤型抬高。常同时伴有急损伤阻滞，是心肌梗死发生的前期，心肌损伤处于可逆阶段。此期通常持续几分钟至几小时，多数患者迅速演变成心肌梗死。

（二）急性发展时相

此期心肌梗死形成，出现坏死型 Q 波，R 波降低，Q 波加深。与此同时 ST 段抬高呈单向曲线，心肌梗死数小时至数天以后逐渐回至等电位线。出现缺血型冠状 T 波，直至倒置达最深度（T 波呈对称性倒置）。此期一般持续 3～6 周。

（三）稳定衍变时相

急性发展时相后数周或数月中倒置的冠状 T 波逐渐由深变浅，在部分病例中恢复正常 T 波形态，或持续保持缺血型 T 波无动态变化。心电图中多数病例保留病理性 Q 波，持续数年。

冠状动脉硬化性心脏病并发心肌梗死病例，根据上述心电图上的衍变规律，可判断梗死发生的大约时间、面积、进展情况并结合临床表现采取治疗措施，并估计其预后。但儿科尚缺乏系统资料。

三、急性心肌梗死的心电图诊断

急性心肌梗死的心电图有缺血、损伤及坏死型的三种变化同时存在，经常反映的是一个混合波型。

（1）在面对梗死区的导联上出现坏死型 Q 波，R 波降低，ST 段抬高呈单向曲线，T 波改变最终出现缺血型冠状 T 波（T 波倒置）。

（2）在相背梗死区的导联上出现 R 波增高。ST 段压低，T 波波幅增高。

（3）ST 段移位和 T 波的动态改变应符合心肌梗死的衍变规律。

以急性前壁心肌梗死的心电图为例。

①Ⅰ、aVL、V_2、V_3、V_4、V_5 导联出现坏死型 Q 波，Q ＞ 1/3 R，宽度＞ 0.03 s，或出现深宽的 QS 波。

②在上述导联同时出现 ST 段抬高弓背向上，与 T 波融成单向曲线，在数天或数周后逐渐回至等电位线。

③ T 波逐渐形成冠状 T。

④ ST Ⅲ、aVF 降低，T 波直立，并高尖。

（四）心肌梗死部位的诊断

心肌梗死大部分发生在左心室。心肌梗死的定位，目前采用格兰特（Grant）定位方法，依据六轴导联将左心室分为膈面、前侧面、心尖部、正前壁、正后壁五个梗死区。为了进一步了解心肌梗死的部位，心电图除描记常规 12 导联外，还可采用 V_7、V_8、V_9 三个背部导联，有利于左心室不同部位的心肌梗死在各导联上的反映。心肌梗死的定位诊断见表 11–1。

表 11–1　左室心肌梗死定位诊断

部位	V_1	V_2	V_3	V_4	V_5	V_6	V_7	V_8	V_9	aVR	aVL	aVF	Ⅰ	Ⅱ	Ⅲ
前壁	–	±	+	+	±	–	–	–	–	–	±	–	±	–	–
前间壁	+	+	±	–	–	–	–	–	–	–	±	–	±	–	–
前侧壁	–	±	+	+	+	+	±	–	–	–	+	–	+	–	–
下壁	–	–	–	–	–	–	–	–	–	–	–	+	–	+	+
正后壁	+*	+*	+*	–	–	–	±	+	+	–	–	+	–	+	+
后下壁（高位后壁）	–	–	–	–	–	–	±	+	+	–	–	+	–	+	+
后侧壁	–	–	–	–	±	±	+	+	+	–	+	–	+	–	–

注：+：该导联中出现坏死型 Q 波；±：该导联中可能出现坏死型 Q 波；+*：该导联中出现心肌坏死所致的目波增高；±*：该导联中可能出现心肌坏死所致的 H 波增高；–：该导联不能反映心肌坏死所致的 QRS 向量变化

心肌梗死最常见的部位是前间壁或前壁，相当于左冠状动脉的前降支供血，其次为侧壁，相当于左冠状动脉边缘支供血区。

（1）前间壁心肌梗死的心电图表现：心肌坏死波形主要反映在心电图的 V_1、V_2、V_3 导联上，典型者出现 QS 波型，ST 段相应抬高。T 波倒置，V_5、V_6 导联的间隔 q 波消失，伴有 R 波振幅减低。

（2）急性前壁心肌梗死的心电图表现：坏死型 Q 波出现在 V_2、V_3、V_4 导联上，QRS 波呈现 QS 型，或出现异常 Q 波，同时可见到 ST 段抬高与 T 波双向或倒置，Ⅲ和 aVF 导联可见对应性 ST 段下移。

（3）前侧壁心肌梗死的心电图表现：大多数表现为 V_3、V_4、V_5、V_6 导联出现坏死型 Q 波。在相对应的 V_1、V_2 导联中，R 波常较前明显增高、增宽。当梗死累及高侧壁时，Ⅰ、aVL 导联可出现坏死型 Q 波。此区是左室游离壁，对心功能影响较大，易出现左心衰竭。

不典型的心肌梗死的心电图表现如下：

（1）无 Q 波型心肌梗死：曾称为非穿壁性心肌梗死，多见于多支冠脉病变，而且有多次梗死趋向。与一般的心肌梗死表现不同，心电图的表现为 QRS 波群不出现坏死型 Q 波。该病诊断依赖于心电图相应导联中出现典型或不典型的损伤型 ST 段或缺血型 T 波变化，且 T 波的演变过程符合心肌梗死时的规律，临床及化验检查有心肌梗死的根据。

（2）右心室心肌梗死：常规十二导联心电图对右心室梗死的诊断无价值，但由于右室供血起源于右冠状动脉，右心室梗死几乎均合并下壁、后壁梗死，故下壁、后壁心梗患者应注意于右胸描记 V_3R、V_4R、V_5R、V_6R 导联心电图。这些导联如果相应的 Q、ST、T 具有急性心肌梗死的改变，可据以诊断右心室梗死。

四、陈旧性心肌梗死的心电图诊断

急性心肌梗死的后期心电图多数保留病理性 Q 波，并持续数年。如患者曾有过典型的心肌梗死发作，根据异常 Q 波可作出陈旧性的心肌梗死诊断。心电图中有异常 Q 波或 QS 波、无 ST 段偏移、无 T 波改变时诊断陈旧性心肌梗死是困难的，不能作出陈旧性心肌梗死的定位判断。应注意常见的异常 Q 波的鉴别诊断。

五、心肌梗死心电图的鉴别诊断

绝大多数急性心肌梗死心电图有显著而特异的改变，即 QRS-ST-T 的变化，并有其衍变过程，是诊断心肌梗死的主要依据。文献报道心电图诊断心肌梗死的可靠性为 65%～80%。临床和病理资料相关研究证明，胸导联有异常 Q 波的病例中有 1/3 实际上无前壁心肌梗死，生前Ⅱ、Ⅲ、aVF 导联有异常 Q 波的病例中有 1/2 病理未查出下壁心肌梗死，因此要注意把某些酷似心肌梗死心电图改变的疾病与心肌梗死鉴别。

（一）急性心肌炎和急型、亚急型克山病

心电图可出现短暂的病理性 Q 波及 ST 段偏移，治疗后短期内恢复。与心肌梗死不同，观察动态心电图的改变有助于鉴别。

（二）急性心包炎

急性心包炎的心电图出现多数导联普遍 ST 段上移（aVR 导联下移），多为轻度上移，持续 1～2 天恢复至等电位线，在病程 1 个月左右出现 T 波倒置，但较浅。常有 QRS 波低电压。上述改变与心肌梗死反映少数导联梗死区的 ST-T 改变及异常 Q 波不同。

（三）不同导联的异常 Q 波

异常 Q 波可见于下列疾病，鉴别要点参阅有关章节。

（1）V_1、V_2 出现 Q 波或 QS 波，见于右心室肥厚及少数正常婴儿心电图。

（2）Ⅰ、aVL、V_5、V_6 导联出现异常 Q 波，见于肥厚型心肌病、原发性心内膜弹力纤维增生症及预激综合征。

（3）Ⅱ、Ⅲ、aVF 三个导联出现异常 Q 波，需观察 PR 段，注意除外预激综合征。

（四）较罕见的病例

如心肌肿瘤或败血症引起的心肌脓肿也可引起类似心肌梗死的心电图，应观察动态心电图衍变及临床资料以资区别。

（王晓丽）

第三节　心电图负荷试验（运动试验）

心电图负荷试验又称心电图运动试验（简称运动试验），是检测心脏灌注和功能最具有实用价值的试验。运动时，机体代谢可增加 20 倍，心排血量增加 6 倍，心肌氧耗量及心率也随排血量的增加而显著增加。在一定控制条件下，运动试验是一种衡量心血管系统对运动反应的无创检测方法。运动试验对于心肌缺血性疾病、心律失常等的评价有重要指导作用。

一、运动试验的适应证

（一）冠状动脉性心脏病

川崎病合并冠状动脉瘤或狭窄、先天性冠状动脉起源异常等引起的心肌缺血，静息心电图改变轻微或不典型者，运动可以诱发心绞痛、缺血性 ST–T 改变及心律失常等。

（二）心律失常

（1）正常心脏结构的心律失常：正常儿童运动中偶发房性或室性心律失常通常没有临床意义。运动中出现频发、多源、成对室性期前收缩或室性心动过速者多有病理意义。当运动后心率大于 150 次 / 分时，期前收缩消失且心电图无其他异常改变，多属“良性”；若随心率增快期前收缩频繁，或出现多源性或成对出现的期前收缩，多属病理性。运动后出现严重室性期前收缩者发生猝死危险性较大，是应用抗心律失常药物的指征，并为药物筛选及效果评定的方法之一。健康儿童若有一度或二度Ⅰ型房室传导阻滞，随运动量的加大传导阻滞消失，心率减慢时又复出现，考虑为自主神经张力改变引起；如属器质性传导阻滞，则不随运动而改变或阻滞加重。运动试验能发现潜在性心律失常，具有 Holter 同样的效果；且对有间歇性发作心悸、胸闷等症状，而静息心电图与 Holter 均未发现心律失常，做运动试验有可能被发现；在肥厚型心肌病患儿中亦可能发现潜在心律失常。

（2）长 QT 间期综合征：部分长 QT 间期综合征患儿可在运动试验出现 QT 间期明显延长及 T 波改变，并诱发出室性心律失常，有晕厥、眩晕病史，特别是与活动或精神影响有关的，应密切观察运动试验时的 QT 间期。

（3）房室传导阻滞：完全性房室传导阻滞患儿的心血管系统有巨大调节能力，能维持足够的储备，一些患儿甚至可参加竞技运动。正常情况下，运动中因为每搏量及心室率的适当增加，心排血量可以维持在一个较高的水平，但该类患儿运动耐量常低于正常。心搏量在运动开始时增加后逐渐降低。运动中和运动后易引起各类心律失常。此外，运动试验有助于评价起搏器功能和运动耐量等。

（4）窦房结功能障碍：又称为病态窦房结综合征，患儿运动后窦性心率数仍小于100次/分。心率在运动后与运动前之差小于20次/分有意义。在运动试验中出现窦房阻滞、窦性停搏、快速异位心律（如房室交界性心律、心房扑动与颤动、室性心动过速等）意义更大。

（三）先天性心脏病

先天性心脏病者，手术前后运动试验可评价心脏功能，术后出现缺血ST–T改变加重者应长期随访，运动后发生心律失常应予抗心律失常治疗。运动试验能作为心律失常的激发试验，并能评价控制心律失常的效果。

（1）常采用次极量运动试验对无症状的主动脉缩窄患儿运动能力进行评估及指导是否需手术干预治疗。术后休息和运动中异常的血压升高是主动脉再缩窄的重要线索。

（2）主动脉瓣关闭不全：先天性主动脉瓣关闭不全和心脏扩大患者，次极量运动试验中收缩期高血压、ST段下移和运动耐量下降是重要的指标，这些运动中出现的异常反应提示应在发生心力衰竭之前行人工瓣膜置换术。

（3）肺动脉瓣狭窄：休息或运动中，严重的肺动脉瓣狭窄能使右心收缩压升高，运动试验能使平时无症状的患儿在运动中出现显著异常，右室压急剧升高。极点时可达300 mmHg。心电图表现为V_2、V_3、Ⅱ、Ⅲ、aVF导联ST段下移伴随aVR、aVL导联ST段下移。

（4）主动脉瓣下狭窄：运动试验对临床上左室流出道狭窄的患者能提供血压、运动耐量、每分通气量、心脏做功能力等重要数据。运动耐量与狭窄的严重性呈负相关。在次极量运动试验中ST段显著下移与ST段下移发生在极量运动中相比提示狭窄更严重。运动中ST段下移≥2 mm，一般提示休息时动脉压差＞50 mmHg或更高。运动中ST段下移＞2 mm，收缩压降低，左室射血时间延长，运动耐量下降是严重左室流出道狭窄合并心内膜下缺血，心室功能受损的指标。

（四）心脏储备功能的检查

做功能力是反映心脏功能的一项指标。在极量、次极量运动时，运动负荷量、运动试验耐受时间、氧耗量、心率、血压反应等均能反映做功能力。氧耗量为最可靠指标，心率与氧耗量的增加呈线性关系。临床上常用心率来推算氧耗量，该法较直接测定的氧耗量低15%。部分先天性心脏病患儿静息时血流动力学结果正常或接近正常，自觉运动耐力正常，但运动时做功能力、氧耗量、心排血量、运动耐受时间均可降低，心率与血压不能达到正常的最高值。先心病手术前后做功能力的比较可客观反映心脏功能改善的程度。检查做功能力可作为指导先天性心脏病患儿活动、学习与生活的客观指标。

（五）其他

有高血压家族史儿童运动后血压异常升高者有发展成高血压病倾向。运动医学上应用运动试验探讨运动生理参数、设计训练计划及运动员的筛选等。

二、运动试验的禁忌证

（一）绝对禁忌证

（1）急性心肌梗死、心绞痛。

（2）急性心肌炎或心包炎：中毒性心肌炎、病毒性心肌炎、感染性心内膜炎、川崎病急性期等。

（3）未控制的有症状的心力衰竭。

（4）不伴有症状或血流动力学障碍的心律失常。

（5）有症状的严重主动脉瓣狭窄。

（6）急性主动脉夹层。

（7）急性肺栓塞或肺梗死。

（8）其他系统器官疾病及功能不全，如肺部感染、哮喘发作、急性肾炎、氮质血症、严重贫血、急性肝炎等。

（二）相对禁忌证

（1）左冠状动脉主干狭窄。

（2）预激综合征。

（3）中度狭窄的瓣膜性心脏病。

（4）肥厚型心肌病和其他形式的流出道梗阻。

（5）高度房室传导阻滞。

（6）电解质异常。

（7）严重高血压。

（8）精神或身体异常不能运动。

三、准备

（一）患儿

试验前应详细了解患儿的既往史及现病史，体格检查，严格掌握适应证及禁忌证。试验在饭前或饭后 2 小时进行，试验前不喝含咖啡因的饮料。衣着宽松舒适，不宜过多。为提高准确性，试验前停用抗心律失常、扩血管、强心等药物至少 4～5 个半衰期。向患儿及家长解释试验方法及实施步骤。必要时予以示范，解除患儿紧张情绪。向患儿家属说明运动试验的危险性和目的，取得患儿家属同意必要时签字后方可进行试验。做好皮肤处理（如用酒精清洁皮脂）。

（二）环境

测试室应安静，宽敞，通风良好。室温 22 ℃左右，湿度 50% 左右。

（三）设备及药品

运动试验装置，如活动平板机、踏车功量仪、Master 运动试验二阶梯、心脏监护系统、心电图机及电极等附件。急救药品包括心肺复苏药物，如异丙肾上腺素、多巴胺、肾上腺素、地高辛、呋塞米等。抗心律失常药，如利多卡因、普罗帕酮、维拉帕米、阿托品等。应配备静脉输液装置、氧气瓶、喉镜、气管插管及直流电除颤装置等。

（四）人员

必须有一定临床经验的医护人员参加，运动中由专人观察心电监护及测血压等。

四、方法

目前常用的运动试验方法有 Master 双倍二阶梯试验及多级运动试验。

（一）Master 双倍二阶梯试验

1942 年，Master 根据患儿性别、体重以及年龄将负荷标准化，制订了二阶梯运动试验的运动方案，试验前测量患者体重，并按年龄、性别及体重查二阶梯运动量表（表 11–2）得出登级次数。令患儿在每级高 9 英寸（23 cm）的二阶梯，上按运动表的频率进行上下往返运动，用节拍器控制速率，秒表计时，运动时间 3 分钟。运动前做卧位 9～12 导联心电图，运动后即刻躺下，描记即刻及 2、4、6 分钟心电图，进行运动前后心电图分析。

注意试验宜在空腹或进餐后 2 小时进行。为避免发生眩晕，往返运动时应交替向左、右转身为好。试验中检查者应站在患儿身旁保护，避免跌倒外伤并观察及询问有无不良反应，以适时中止试验。此方法设备简单，操作方便，较安全，但运动负荷小，假阴性率高。在无条件进行多级运动试验时，可先应用此试验方法。

1. Master 双倍二阶梯运动试验阳性标准

（1）运动中出现典型心绞痛。

表 11–2　Master 二阶梯运动试验登梯次数表（儿科范围）

体重 /kg	5～9 岁		10～14 岁	
	男	女	男	女
18～22	35	35	36	35
23～27	33	33	35	33
28～31	31	31	33	32
32～36	28	28	32	30
37～40	26	26	30	28
41～45	24	24	29	27
46～49	22	22	27	25
50～54	20	20	26	23
55～59	18	18	24	22
60～63	16	16	23	20
64～68			21	18
69～72			20	17
73～77			18	15
78～81				13

（2）运动后心电图改变符合下列之一者。

① R 波占优势的导联 ST 段呈典型缺血型下降（ST 段与 R 波顶点垂线交角＞90°）、ST 段下移持续时间超过 QT 间期的 1/2（即 $Q_X/Q_T \geq 50\%$）且超过 0.05 mV 持续 2 分钟以上（图 11–2）。

② R 波占优势的导联 ST 段抬高超过 0.2 mV，持续 2 分钟以上。

③ R 波占优势的导联 T 波由直立变倒置，持续 2 分钟。

④ U 波倒置。

⑤出现严重心律失常，如阵发性异位心动过速、多形性室性期前收缩、心房扑动或颤动、窦房阻滞、窦性停搏、房室或室内传导阻滞及束支传导阻滞等。

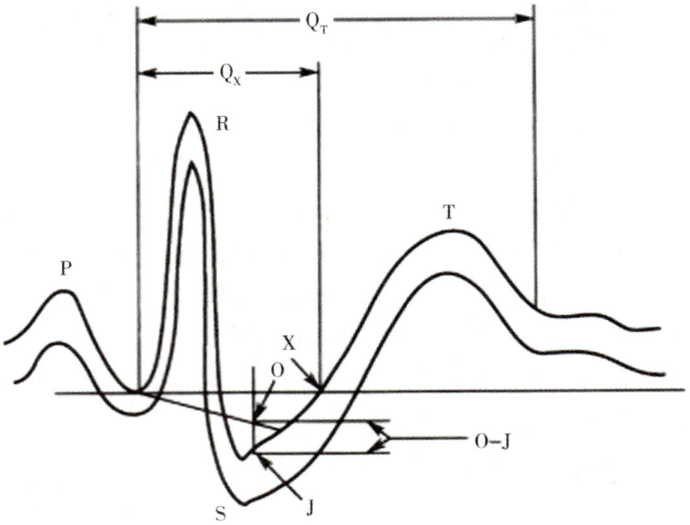

图 11–2　心电图运动试验中测量 ST 段下移时使用的矫正等电位线

沿倾斜向下的 PR 段作延线，与通过 J 点所作的垂线相交于 O 点，测量 ST 段下移时以此点为等电位点

2. 可疑阳性标准

（1）R 波占优势导联出现下列之一表现并持续 2 分钟以上者。

① ST 段呈缺血型下移达到或接近 0.05 mV，$Q_X/Q_T \geqslant 50\%$。

②近似缺血型 ST 段下移（ST 段与 R 波顶点垂线交角为 81° ～89° ）超过 0.075 mV，$Q_X/Q_T \geqslant 50\%$。

（2）T 波由直立变平坦，切迹或双相。持续 2 分钟者。

（3）出现频发室性期前收缩。

（4）J 点下移 0.2 mV 以上，并持续 2 分钟以上。

（二）多级动态运动试验

目前临床应用的有活动平板试验和踏车运动试验两种。该方法在运动中按步骤地增加运动负荷量，并连续监测心电图及血压，直到预计目标心率为止。运动生理证明，随运动负荷量的增加，心肌氧耗量随之增加。心肌耗氧量大小与心率或心率与收缩压的乘积呈线性关系，因此最大极限的运动负荷能力可以用各年龄组的最大心率表示。小儿最大的运动负荷能力是随体格发育的增长而增加，约至 10 岁最大心率可达 210 次 / 分，而后稳定下降，到 20 岁时约为 200 次 / 分。依运动负荷的不同，运动试验分为两类型，即极量及亚极量。前者是运动水平达到生理极限（耗竭水平）时的最大心率。儿科范围为 190～200 次 / 分，一般为 200– 年龄（岁）。此试验用于患者的随访，特别是药物疗效的评价，也用于运动员的训练及筛选。后者是指运动的预计目标心率达极量心率的 85%～90%，多用于评价心功能。不同年龄亚极量预计心率可简单计算为 [200– 年龄（岁）] × 85%。

1. 多级动态运动试验的操作方法

采用双极胸导联 CM5 及 CC_5 导监测心电图。此两导联其正极（黄色）均在 V_5 处，地线（黑色）置于胸骨柄。CM_5 导联负极（红色）置于胸骨柄上端，CC_5 导联负极（红色）置于 V_5R 处。导联选择钮置于 V_1 导描心电图。心电图上有高振幅的 R 波，并 ST 段改变显而易见。此外也可应用修正的常规导联，即为减少运动对心电图的干扰，将左上肢电极（黄线）置于左锁骨下，右上肢电极（红线）置于右锁骨下，右下肢电极置于右髂后，左下肢电极置于左髂后处，胸导电极按常规位置安置，试验中描记常规 9～12 导心电图。为增加诊断的准确性也可与双极导联同时记录。

采用袖带式血压计测量右上肢血压，以便于在运动不同阶段准确测量血压，当发现血压的异常反应时，应及时终止试验以确保患儿安全。常规测量运动前卧位、坐位或立位血压，运动中每 3 分钟测一次，运动结束后每隔 2 分钟测一次，直到血压基本恢复到运动前水平为止。

（1）踏车运动试验：患儿在装有功量计的原地转动脚踏车上做踏车运动。通过调节脚踏车的阻力增加运动负荷量。根据患儿体重或体表面积决定起始功量及每级递增的功量，通常小儿儿科从 150 kg · m/min 起始，青少年从 300 kg · m/min 起始，踏车速度为 60～70 转 /min，每 3 分钟为一级，每级增加功量 10、25 或 50 kg · m/min，逐级递增达到预计心率停止。运动前记录卧位及踏车上坐位心电图，运动中用心电监护连续监测心率及心律，并于每级末 5 秒记录心电图。运动停止即刻平卧并记录即刻（0），2、4、6、8、10 分钟的心电图并与运动前心电图比较。常用的连续升级踏车运动试验草案见表 11–3、表 11–4。

踏车试验可用于 4 岁以上小儿，其优点是坐位运动较安全，体重不影响运动量，躯干运动少，肌肉干扰少，心电图伪差少，易于分析。

（2）活动平板试验：患儿在一特制的可以变换速度和坡度的活动平板上行走，逐渐增加活动的速度及坡度，当达到预计心率或患儿不能继续运动时，开始减慢速度及坡度，继续减慢行走 2 分钟后停止。运动前记录卧位及直立心电图并测血压，运动中每级末、达到预计心率时及停止运动后记录即刻（0），2、4、6、8、10 分钟的心电图及血压。运动中心电图示波观察心律及心率。活动平板分级标准常用的为 Bruce 方案，在采用改良的 Bruce 方案（表 11–5），即平板速度达到 3.4 英里 / 小时（5.5 km/h）后仅增加坡度以达到运动负荷的增加。

表 11–3 各体表面积踏车运动试验功量选择试行方案 单位：kg · m/min

等级	$<1\ m^2$	$1～1.19\ m^2$	$>1.2\ m^2$	等级	$<1\ m^2$	$1～1.19\ m^2$	$>1.2\ m^2$
1 级	200	200	200	6 级	800	900	1400
2 级	300	400	500	7 级	900	1000	1600
3 级	500	600	800	8 级	1000	1100	1800
4 级	600	700	1000	9 级	1100	1200	2000
5 级	700	800	1200	10 级	1200	1300	2200

注：体表面积（m^2）=0.0061 × 身高（cm）+0.0128 × 体重（kg）–0.1529。

表 11-4　不同体重儿童踏车运动功量选择标准　　单位：kg·m/min

级别	≤ 30 kg	31～40 kg	41～50 kg	51～60 kg	＞ 60 kg	预计心率 /（次 /min）
1 级	50	50	100	100	100	120
2 级	100	100	200	200	200	150
3 级	150	200	300	300	400	160
4 级	200	350	400	500	600	170
5 级	300	500	600	700	800	190- 年龄

表 11-5　Bruce 改良分级活动平板试验方案（儿科范围）

级别	速度 /（英里 / 小时）	坡度 /%	时间 /min	总时间 /min
静息		0.0	0	
1	1.7	0.0	3	3
2	1.7	5.0	3	6
3	1.7	10.0	3	9
4	2.5	12.0	3	12
5	3.4	14.0	3	15
6	4.2	16.0	3	18
7	5.0	18	3	21
8	5.5	20.0	3	24
9	6.2	22.0	3	27

注：1 英里 =1.609 km。

活动平板运动符合生理性运动，克服了踏车运动所包括的部分静态运动，2 岁以上会走路的小儿均易完成。由于跑动中较多肌肉参加活动，其氧消耗量略高于踏车运动。运动中上肢活动，测量血压不易准确。

2. 多级运动试验终止运动的指征

（1）达到预计心率。

（2）未达到预计心率以前终止的指征。

①运动中 ST 段进行性下移达 0.2 mV 或上抬≥ 0.3 mV，同时伴有胸痛、头晕、心绞痛等心肌缺血的症状。

②运动诱发或恶化心律失常，如频发室性期前收缩、室上性或室性心动过速等。

③出现异常 Q 波。

④运动诱发心脏传导阻滞，如房室传导阻滞、室内传导阻滞等。

⑤血压过度升高（收缩压≥ 240 mmHg、舒张压≥ 120 mmHg）。

⑥血压下降 10 mmHg 或以上，心率不随运动负荷的增加及时间的延长而增加，反而减少，出现头晕、胸痛、呼吸困难、步态不稳、面色苍白等症状。

⑦心电图已出现阳性结果。

⑧心电监护系统故障。

3. 多级运动试验阳性标准

（1）运动中出现典型心绞痛。

（2）运动中或后出现 ST 段缺血性下降≥ 0.1 mV。

（3）运动中或后出现严重心律失常，如室上性心动过速、室性心动过速、RonT 室性期前收缩，心房颤动、房室传导阻滞、束支传导阻滞、心脏停搏等。

（4）晕厥等恶性神经系统症状。

（5）低灌注症状，如发绀、面色苍白。

判定阳性结果时应注意以下影响因素。

（1）高血压患者可因收缩期负荷过重产生 ST 段下移及 T 波倒置。

（2）慢性肺功能不全、肺动脉高压可致 ST–T 改变。

（3）药物影响，如奎尼丁、维拉帕米、胺碘酮、普萘洛尔等抗心律失常药物可减慢心率、减轻 ST 段下移程度而造成假阴性。

（4）电解质紊乱（如低血钾可有期前收缩及 ST 段改变）、贫血所致 ST 段下移及期前收缩，均可影响结果判定。

（5）自主神经功能紊乱者易出现假阳性，故必要时先做直立试验或过度通气 30 s，如心电图出现 ST–T 改变即不必做运动试验。

4. 正常儿童运动试验的特点

正常儿童运动试验的心电图改变明显与成人不同，其特点有以下几点。

（1）T 波异常发生率低。

（2）J 点下降伴 ST 段斜向上升的多见。

（3）可以达到较高的最大心率。

（4）运动中平均血压反应较成人小。

（5）窦性心律失常伴房性心律失常多见。

（6）室性期前收缩及明显 ST 段下移（> 0.15 mV）很少见，而 ST 段上升相对多见。

运动试验的并发症，包括胸痛、头晕、低血压、出汗、疲劳、气短、下肢乏力、心悸和胸闷，一般停止运动后上述症状即消失。成人资料与运动试验有关的死亡率为 0～1/10000，死因为冠心病急性心肌梗死。严重心律失常包括室性心动过速、心房颤动、窦性停搏等，其发生与原发基础心脏病有关。既往文献报告儿童多级连续运动试验 2000 例，有 3 例发生室性心动过速伴晕厥，但无死亡病例。

（王晓丽）

第十二章　心包炎及心肌炎心肌病的心电图

第一节　心包炎

心包炎在急性期由于炎症波及心外膜下的浅层心肌，引起广泛的 ST–T 改变。另外，心包积液引起短路现象，产生低电压。慢性期由于心包增厚形成压迫而引起心肌缺血的 T 波改变等。以上心电图的特征可作为临床心包炎的辅助诊断。

一、急性心包炎的心电图改变

不论化脓、结核、风湿、病毒感染等任何原因所引起的急性心包炎，由于炎症波及心外膜下的浅层心肌，使心肌发生暂时性的缺血及损伤，出现损伤电流，产生 ST 段抬高。心肌损伤的程度较轻，但弥漫性较高，不像心肌梗死严重，可贯穿心室壁，并局限在某一部位，如前壁或下壁等。因此，急性心包炎的心电图中，ST 段的抬高呈不典型的单向曲线，常伴有直立的 T 波，使 ST 段抬高而弓背向下，持续的时间短暂。除 aVR、V_1 导联外，各导联 ST 段普遍抬高，尤以 V_5、V_6 导联最明显。T 波改变在急性阶段并不明显，当 ST 段回到基线后，T 波振幅渐次降低、平坦或变为倒置，以上改变在Ⅰ、Ⅱ、aVR、V_5、V_6 导联中最明显，aVR、V_1 导联的 T 波直立。T 波的变化随病情好转逐渐恢复正常，可持续数天至数月。当发展为慢性缩窄性心包炎时，T 波改变可长期存在。心包渗液可以造成心包内生物电流短路，心肌激动所产生的电流，由电偶的阳极通过渗液或增厚的心包，回到电偶的阴极，致使在体表产生的电位下降，因而 QRS 波电压降低。当炎症消退、渗出液吸收以后，电压可以恢复正常

急性心包炎的心电图诊断如下：

（1）ST 段抬高：病程早期（数小时至数天），除 aVR、V_1 导联的 ST 段下降外，其余导联均可有 ST 段抬高，尤以 V_5、V_6 导联最明显。以后逐渐下降，回到等电位线。

（2）T 波改变：早期 T 波直立，当 ST 段回到基线时，T 波逐渐平坦倒置，恢复直立。在炎症消退后，T 波逐渐恢复正常（在数周或数月内）。转为慢性后，T 波倒置仍可长期存在。

（3）QRS 波低电压。

（4）窦性心动过速。

二、慢性缩窄性心包炎的心电图改变

心包膜广泛性的增厚、纤维化和粘连，使心肌纤维萎缩，或因心包腔可能还残留渗出液等造成电流短路，故可出现低电压及缺血性的 T 波改变，少数病例可出现二尖瓣型 P 波及右室肥厚或不完全性右束支阻滞图形。因为左室受心包的压迫，左室压力升高，影响左心房到左心室的血液发生障碍，故左房压力增高，左房扩大，或因心房肌纤维化，因而出现 P 波增宽有切迹，偶有房性异位心律如心房颤动等。少数病例由于右室受缩窄

的心包压迫，压力增高可出现右室肥厚或不完全性右束支阻滞的图形。有研究报道手术治疗缩窄性心包炎 28 例，结核性 9 例，化脓性 9 例，原因不明 8 例，肺吸虫及嗜酸性粒细胞增多综合征各 1 例。心电图改变如下：① QRS 波低电压 20 例。② T 波普遍倒置或低平 23 例。③窦性心动过速 13 例。④左、右心房扩大及不完全性右束支传导阻滞各 1 例。

慢性缩窄性心包炎心电图诊断如下：

（1）低电压。

（2）T 波普遍低平或倒置，aVR 及 V_1 导联可以直立。

（3）窦性心动过速。

（路　凌）

第二节　心肌病的心电图改变

心肌病是指心脏的主要病变位于心肌的疾病。通常分为原发性及继发性两大类。前者病因不明，后者病因已明确或为全身性疾病的一部分。继发性心肌病以感染性心肌炎最多见，由病毒、细菌、真菌或原虫感染引起，常见的有柯萨奇病毒感染、白喉、伤寒、猩红热、败血症等。其他尚有并发于其他全身性疾病的心肌病，如结缔组织病（风湿热、类风湿病及系统性红斑性狼疮等）、代谢内分泌疾病（心型糖原累积症、维生素 B 族缺乏性心肌病及呆小病等）、神经肌肉病（进行性肌营养不良及遗传性共济失调等）及血液病等。原发性心肌病根据病理生理改变分为扩张型心肌病、肥厚型心肌病及限制型心肌病三种类型，以扩张型心肌病较多见。克山病及原发性心内膜弹力纤维增生症均属扩张型心肌病。家族性心肌病亦为原发性心肌病之一。由于医学诊疗技术的发展，许多以往认为是原发性心肌病者目前已找到原因，有人认为病毒性心肌炎可发展为扩张型心肌病，故原发性心肌病与继发性心肌病不能截然分开，两者之间有交错现象。各种类型心肌病的心电图改变无特殊性，应综合临床资料，才能作出正确诊断。但心电图检查对心肌病的诊断及判断预后有辅助作用，仍不失为重要诊断方法之一。

一、心肌炎

心肌炎是指由病原微生物感染或物理化学等因素引起的以心肌细胞坏死和间质炎性细胞浸润为主要表现的心肌炎症性疾病。心肌内发生局灶性或弥漫性炎症，主要病理改变是心肌实质或间质的炎症，细胞浸润、变性和散在的坏死区域与纤维区域交替并存。病变弥漫且严重者，常可累及心脏的起搏和传导系统，从而在心电图上产生一系列相应变化。临床上引起心肌炎的病因很多，感染是主要的病因（包括细菌、病毒等），全身性疾病、中毒、药物过敏等也可引起。其中以病毒感染及风湿最常见。临床与病理改变可不一致，约 40% 的患者发病 1～2 周有心电图改变，甚至部分患者心电图改变是心肌炎的唯一表现。因此，心电图对心肌炎的诊断有一定的参考价值，并对临床治疗、判断治疗效果和预后也有一定帮助。心电图改变与心肌炎的严重程度、病变范围、部位有关，当心肌病变发展到一定程度，影响心肌的去极化和复极化，影响传导系统时，才能在心电图上有所反映。心肌炎所引起的心电图改变在其他原因的心肌病变中也可出现，不具特异性，其心电图诊断价值又是有限的。不同病因的心肌炎引起的心电图改变是类似的。

（一）心电图改变的原因

产生心电图改变的原因有以下几方面：

（1）心肌不同程度的缺血、损伤及坏死造成T波倒置及ST段偏移及异常Q波。心肌灶状坏死、变性或纤维化在心电图上产生异常Q波。坏死的心肌纤维不能产生电动力，其余正常心肌产生电动力的综合向量均背离坏死心肌的部位，因而在坏死区的心外膜上记录出负向的Q波或QS波。这些改变酷似心肌梗死之图形。但心肌炎经过治疗后，坏死型Q波、ST段偏移及倒置T波可短期内恢复，与心肌梗死不同。

（2）心脏传导系统受累，影响其自律性、应激性及传导性，导致各种心律失常，其中以窦性心动过速、期前收缩、房室传导阻滞及束支传导阻滞多见。

（3）心室去极化和复极化的影响，引起低电压及QT间期延长等。

（二）心肌炎的心电图特点

1.ST段及T波改变

ST段偏移，T波平坦、双向或倒置。ST–T改变普遍出现于各个导联，重者ST段上升与T波融合形成向上的单向曲线。ST–T改变随病程的早晚、病情的轻重而演变。早期重症ST段偏移显著，形成单向曲线，数天后以T波改变为主。定期进行一系列心电图检查，对诊断及治疗有指导意义。

2. 各种心律失常

心肌炎患者以窦性心动过速最为常见，因窦性心动过速常见于发热、感染等情况，故特异性不大。窦性心动过缓虽少见，但较窦性心动过速更有病理意义。期前收缩也较常见，室性者较室上性多。严重病例可出现阵发性室上性心动过速、心房扑动、阵发性室性心动过速及心室颤动等。早期重症病例常具有多种心律失常，且有多变、易变的特点。偶有患者发生急性窦房结功能衰竭，形成病态窦房结综合征。

3. 传导阻滞

一、二、三度房室传导阻滞均可见到，而以一度房室传导阻滞最常见，三者可互相转变。三度房室传导阻滞及完全性束支传导阻滞见于重症病例。急性期可恢复，进入慢性期则可成为永久改变。

4. QRS波改变

QRS波低电压偶有QRS波交替电压。

5. QT间期改变

QT间期延长多见于发病早期，随病情好转而恢复。

6. 左室肥厚

左室肥厚见于慢性病例。以上心电图改变常为两种以上同时存在，大多数随病情恢复而消失，少数可形成永久性病变。北京儿童医院临床诊断为病毒性心肌炎130例的心电图分析见表12–1。由表中可见，心电图以窦性心律失常最多，其次为ST段及T波改变，其他依次为房室传导阻滞、期前收缩、异位心律、低电压及QT间期延长等。心电图改变与病情轻重有一定关系。此130例根据病情轻重及起病急缓分为轻、中、重及暴发四型。

（1）暴发型：起病迅猛，病情发展快，有难以控制的心律失常、充血性心力衰竭及心源性休克。心电图以各种异位心律为多见，且有多变、易变的特点，ST–T改变较严重，形成单向曲线。

表 12-1　130 例病毒性心肌炎心电图改变（例次）

心电图改变			暴发型	重型	中型	轻型	合计
			8	16	25	81	130
窦律失常	窦性心动过速		6	10	20	38	74
	窦性心动过缓			2	2	3	7
期前收缩	室上性	≥ 6 次 / 分	2		2	4	8
		≤ 5 次 / 分		2		2	4
	室性	≥ 6 次 / 分			1	18	19
		≤ 5 次 / 分			3	2	5
异位心律	阵发性室上性心动过速		1	2	3	4	10
	心房扑动			1	1		2
	阵发性室性心动过速		2			2①	4
	结性心律		2		2		4
	室自身心律		2				2
房室传导阻滞	一度		2	1	6	27	36
	二度Ⅰ型		2		4	3	9
	二度Ⅱ型				1		1
	三度		1				1
束支传导阻滞	不完全性右束支传导阻滞		3		1	6	10
	完全性右束支传导阻滞		1				1
干扰性房室分离			1		2	3	
低电压			2	6	5	7	20
QT 间期延长			1	2	4	2	9
左室肥厚					1		1
ST-T 改变	形成单向曲线		2	1			3
	一般改变		3	6	5	15	29
ST 段偏移	二个以上主要导联②		1			4	5
	二个主要导联				2		2
	一个主要导联		1		3	1	5
T 波改变	二个以上主要导联		1	10	10	5	26
	二个主要导联				1	4	5
	一个主要导联					2	2

注：①室性早搏连续发生三次以上，形成短阵性室性心动过速。②主要导联指Ⅰ、Ⅱ、aVF、V_5 导联。

（2）重型：心脏均有中度～重度增大，发生急 / 慢性心力衰竭，心电图改变以多数主要导联 T 波倒置，双向或平坦及 ST-T 改变为主。

（3）中型：心脏轻度至中度增大，仅少数发生心力衰竭，心电图改变以多数主要导联 T 波改变及房室传导阻滞为主。

（4）轻型：心脏大小正常，心电图以期前收缩及一度房室传导阻滞多见。

心肌炎与心包炎通常同时存在，即便为单纯性心包炎，心外膜下心肌常受累，故在心电图上两者不易区分，但心包炎时 ST 段偏移以普遍上升为主，而且不如心肌炎严重，如进行一系列心电图检查，可助鉴别。轻型心肌炎心电图可仅有 1～2 个主要导联 ST-T 改变，有些病例应与自主神经功能紊乱相区别。年长儿由于自主神经功能失调，常自诉心悸、乏力、胸闷及多汗等，青春发育期女孩尤为明显，心电图出现窦性心动过速，Ⅱ、Ⅲ、aVF 导联 ST 段下降，T 波低平或倒置。普萘洛尔试验可协助鉴别。普萘洛尔试验方法为口服普萘洛尔 1 mg/kg，最大量不超过 20 mg，用药前及用药后 1、1.5 及 2 h 分别描记心电图Ⅱ、aVF 及 V_5 导联，观察 ST–T 改变。如用药后 ST–T 恢复，则应考虑为交感神经功能亢进所引起。

细菌感染引起的感染性心肌炎以白喉心肌炎最为严重。心电图往往表现为束支传导阻滞、高度房室传导阻滞及室性心动过速等严重心律失常。细菌性痢疾、伤寒及猩红热等急性传染病及败血症等可并发感染性心肌炎，心电图改变一般较轻，多表现为一度及二度Ⅰ型房室传导阻滞、室性期前收缩及 ST–T 改变，偶有出现完全性束支传导阻滞者。急性感染时，心电图出现 ST–T 改变与高热、热量不足、电解质紊乱、酸中毒及末梢循环不良等心脏以外的因素有关，不能一概视为感染性心肌炎引起，应结合患儿具体情况进行分析。

继发于全身性疾病的心肌病心电图改变与心肌炎大致相同，一般变化较少而轻，以心肌损害为主，表现为 ST–T 改变、低电压、QT 间期延长等；异位心律及传导阻滞少见，或仅有短暂的一度房室传导阻滞，心电图改变随病情好转而恢复。临床常见的有急性肾小球肾炎、风湿热、系统性红斑性狼疮、呆小症等。少见的有进行性肌营养不良、黏多糖病、糖原贮积病等。有的学者认为某些继发性心肌病有特征性心电图改变，例如心型糖原贮积病心电图呈现 PR 间期缩短及左室肥厚，进行性肌营养不良患者由于左室壁后底部形成瘢痕组织，故 aVL、V_5、V_6 导联可出现异常 Q 波。

二、扩张型心肌病

扩张型心肌病（dilated cardiomyopathy，DCM）是一种病因未明、病死率很高的心肌病，可能与病毒感染、家族遗传、免疫等因素有关。特点是心腔扩大，室壁多变薄，病理改变的特点是弥漫性心肌变性和坏死，常常累及整个心脏。左室是最主要的病变部位，病变累及心肌工作细胞，导致心肌收缩力降低，累及传导系统，导致各种心律失常。近年来 DCM 发病率有升高趋势，且 DCM 心律失常的临床报道日见增多。DCM 起病缓慢、隐匿，大多以充血性心力衰竭住院，心电图检查几乎均有异常表现，包括一些无症状患者，心电图与心脏超声相结合，有助于提高早期诊断率，早期治疗，改善预后。

北京儿童医院扩张型心肌病 30 例，年龄在 2 岁以上，死亡率高。30 例中随访 15 例，其中 14 例在临床出现症状后 6 个月～5 年内死亡，1 年内死亡 11 例。年龄越小，死亡率越高。

典型扩张型心肌病的心电图特点如下：

（1）左室肥厚约 75%，右室肥厚约 10%。

（2）心肌受累表现为 ST–T 改变及Ⅰ、aVL、V_5 导联出现异常 Q 波。本院 30 例中有 3 例有异常 Q 波。

（3）P 波异常，左房扩大或右房扩大。

（4）传导异常，房室传导阻滞约 40%，并有不完全右束支传导阻滞或左前分支阻滞。

（5）异位心律，可见期前收缩、房性心动过速、心房扑动、非阵发性交界性心动过速及室性心动过速等，以室性期前收缩多见。

三、限制型心肌病

限制型心肌病在我国有散发报告，病因不明。主要病变是心内膜心肌纤维化，病理可见瓣膜、腱索、乳头肌瘢痕收缩，流入道心内膜和心肌增厚及附壁血栓形成，使心室腔呈闭塞状态，心室舒张和充盈受限，心房扩大。根据病变部位不同可分为左心型、右心型和双室型。右心型及双室型临床表现类似缩窄性心包炎，左心型有呼吸困难、咯血，类似二尖瓣病变。心电图的改变略有不同。北京儿童医院 11 例患儿右心型 3 例，左心型 4 例，双室型 4 例；年龄在 1～12 岁；预后不良，随访 8 例，死亡 5 例。

限制型心肌病心电图特点如下：

（1）P 波异常，左房肥大、右房肥大及双房肥大较多见。

（2）心肌受累表现为 ST–T 改变，低电压，左心受累者可见异常 Q 波。少数有左室肥厚。

（3）传导障碍，PR 间期延长，不完全右束支传导阻滞多见。

（4）房性异位心律，房性期前收缩、心房扑动及心房颤动。

四、肥厚型心肌病

肥厚型心肌病（hypertrophic cardiomyopathy，HCM）的特点是心肌肥厚，心腔不扩张，且可缩小、变形。病变可侵犯心室的任何部位，但以肌部室间隔肥厚所致的非对称性肥厚较对称性 / 普遍性肥厚更为常见。肥厚间隔肌块可凸向两心室腔，一般多凸向左室腔，可导致左室流出道排血受阻，故曾称为肥厚型左室流出道狭窄或特发性肥厚型主动脉瓣下狭窄等。部分病例可主要侵犯心尖部、左室中段等构成肥厚型心肌病的亚型。心肌细胞及核异常肥大、变形，排列错综紊乱以及灶性纤维化是本型心肌病的相应特征性组织学改变。随心肌肥厚的部位、程度和范围可引起不同的病理生理学改变。如非对称性间隔肥厚引起的左室流出道狭窄，排血受阻而心肌肥厚、变硬，顺应性降低，心室舒张受限（尤其心室游离壁普遍肥厚较重者），血液流入阻力增高，可引起舒张期心力衰竭（多在晚期），与扩张型心肌病心力衰竭的发病机制不同。

小儿的肥厚型心肌病并不少见，而且家族病例约占 1/3，通常为常染色体显性遗传。国内一组 16 例平均年龄 3 岁（4 月龄～14 岁）患儿，心悸、气短为常见症状，部分病例因心脏杂音而就诊。婴幼儿出现明显心力衰竭者，一般预后不佳。上述 16 例小儿肥厚型心肌病中 5 例死亡，其中 3 例为婴儿，少数病例可发生晕厥发作甚至猝死。多数病例于胸骨左缘或心尖部可闻及收缩期杂音，有的向腋及背部传导。心电图改变包括左心室或双心室肥厚（个别可见右心室肥厚）、传导阻滞、ST–T 改变和异常 Q 波等。后者类似心肌梗死图形。

其病理生理特征如下：

（1）心室肌肥厚，主要累及室间隔和左室游离壁，呈对称型或非对称型肥厚。多数室间隔显著肥厚，造成左室流出道狭窄，属梗阻性。少数呈对称性左室肥厚，称非梗阻性。

（2）左室快速、完全排空，射血分数大于 80%。二尖瓣前叶呈收缩期前向运动，靠近室间隔，加重左室流出道梗阻。

（3）心室舒张期功能障碍。

（4）组织学改变：心肌细胞显著肥大、变形，细胞内结构、成分改变。心肌纤维变长、形成异常分支，排列紊乱以及心肌纤维化。走行于心肌内的细小冠状动脉壁肥厚，收缩期内径明显缩小。临床表现为头晕、晕厥、心悸、乏力、呼吸困难和胸痛等。婴儿常表现为心力衰竭。胸骨中下部有Ⅲ级喷射性收缩期杂音。可有阳性家族史或猝死者。

心电图特点如下。

（一）ST–T 异常

ST 段呈水平型下降，少数为悬垂型下降或抬高。T 波异常多表现为 T 波倒置，呈对称型，且常与 ST 段降低同时存在。主要原因是心室肌原发性复极化异常。而左室肥厚所致的继发性复极化异常也有一定影响。

（二）左室肥厚伴电轴左偏

本病也可表现为双室肥厚或单纯右室肥厚。心电图的左室肥厚与左室流出道是否梗阻及其梗阻程度无明确的相关性。文献报道本病婴儿心电图出现右室肥厚的比例明显高于其他年龄组儿童。北京儿童医院 16 例肥厚型心肌病资料中，婴儿 3 例，≥ 3 岁为 13 例，心电图有右室肥厚 11 例（婴儿 3 例，≥ 3 岁为 8 例），其中双室肥厚 7 例。二维超声心动图显示室间隔均明显增厚，仅 3 例合并右室前壁增厚。提示心电图右室肥厚主要是由于异常增厚的室间隔左侧面的去极化向量自左后向右前所致。

（三）异常 Q 波

异常 Q 波即 Q 波宽≥ 0.03 s，或电压≥ 1/3 R，常见于Ⅱ、Ⅲ、aVF 导联及左心前区导联。本病异常 Q 波多表现深而不宽，有两种解释：一是由于室间隔肥厚，自左向右的 QRS 初始向量增大；二是心室激动的正常顺序发生了改变，而不是心肌坏死的反映。QT 间期延长偶可见到。

（四）心律失常

本病常见各种期前收缩，以室性期前收缩最多见，另外有房扑、房颤、窦缓、室上速、室速甚至室扑、室颤，还可有心脏及各部位的传导障碍，较常见的是一度房室传导阻滞，右束支或左束支传导阻滞。24 小时动态心电图提示大多数患者易出现 2 种以上心律失常，而潜在的严重室性心律失常是造成患者猝死的主要原因。

（五）P 波增宽增高

P 波增宽与二维超声心动图和 X 线上左房扩大之间无必然联系，表明 P 波增宽并不代表解剖学上的左房扩大，而可能是房内传导阻滞的反映。P 波电压增高，PR 段下降在儿科并不少见。北京儿童医院 16 例中 6 例为肺型 P 波，其中 2 例全心衰竭，2 例活动后发绀而安静吸氧后 P 波电压降低。有学者提出 P 波电压增高仅见于有右室流出道梗阻或非梗阻性伴全心衰竭、肺梗死的患者。

肥厚型心肌病的心电图缺乏特异性征象，但 ST–T 改变、左室肥厚及异常 Q 波为最常见的心电图改变。少数病例还可表现为正常心电图。

五、原发性心内膜弹力纤维增生症

心内膜弹力纤维增生症分为原发性及继发性两种，继发性心内膜弹力纤维增生症是由于先天性心血管畸形血流动力学改变所引起的局限性心内膜弹力纤维增生。原发性者病因尚未明确，有人认为与病毒感染有关，是病毒性心肌炎的慢性阶段。病理上根据左室大小分为扩张型及缩窄型，扩张型者左室扩大，左室内膜弥漫性增厚，胶原弹力纤维增生，可累及腱索及瓣膜。左房、右室和右房心内膜也可累及。缩窄型者左室小，右室增大，而其他病变相同。扩张型约占95%，缩窄型仅占5%。患者由于心内膜胶原弹力纤维弥漫增生变厚，使左室收缩和舒张受限，从而发生心力衰竭。多数于生后数月发病，病程迁延者，心腔内形成附壁血栓，可并发脑栓塞。北京儿童医院分析43例经病理证实的心内膜弹力纤维增生症，均为扩张型，全部发生心力衰竭，3例出现栓塞现象。

原发性心内膜弹力纤维增生的心电图特点如下：

（1）左室肥厚：占75%～85%。

（2）心肌受累表现：ST–T改变及Ⅰ、aVL、V_5导联出现异常Q波，类似心肌梗死。但在病理上可见心肌肥厚、变性、纤维化、少量炎症细胞浸润及局灶性坏死，并无冠状动脉栓塞现象。

（3）P波异常：60%示左房，右房或双房肥大。

（4）传导障碍：有不完全性或完全性房室传导阻滞，束支传导阻滞或预激综合征。

（5）异位心律：如期前收缩及阵发性心动过速等。

北京儿童医院原发性心内膜弹力纤维增生症60例心电图分析结果如下：左室肥厚50例，ST–T改变25例；左房肥大8例，一度房室传导阻滞6例；右室肥厚4例，室性期前收缩3例；右房肥大、室上性心动过速、室上性期前收缩各2例；二度房室传导阻滞、三度房室传导阻滞、室性心动过速、异常Q波、QRS低电压各1例。

六、克山病

克山病发病有明显的地区性，多发于山地、丘陵地区的农村，在我国主要分布于东北、西南、中南等14个省（区、市），包括黑龙江、吉林、辽宁、内蒙古、河南、河北、山东、山西、陕西、甘肃、湖北、四川、云南、西藏等地，国外的朝鲜、日本也有该病报道，其他国家尚不肯定有无本病。本病具有不同年度集中多发的特点和明显的季节性，北方寒冷的冬春季、南方炎热的夏秋季多发。患者群多见于20～40岁育龄妇女和2～7岁的学龄前儿童，无明显的性别差异；农业人口多发，城镇人口少发或不发病。

小儿各年龄组均可发病，以2～5岁多见，根据临床特点可分为四型。

（1）急型：起病急，主要表现为心源性休克。

（2）亚急型：起病较急型慢，具有充血性心力衰竭及心源性休克的临床表现。

（3）慢型：起病缓慢，反复发生充血性心力衰竭。

（4）潜在型：症状多不明显或很轻，心功能代偿良好，但体检及心电图检查有异常改变。小儿以亚急型最多见。

克山病的心电图特点与心肌炎相似，包括有不同程度的心肌损害（以ST–T改变、低电压及QT间期延长为主）、传导阻滞（以束支传导阻滞较多见）及心律失常（以窦性心动过速及期前收缩常见）。各型克山病的心电图改变如下。

（一）急型克山病

此型以窦性心动过速、ST–T改变、低电压及QT间期延长最多见。克山病的心肌病变一般认为以内层、中层较严重，由于心内膜下心肌缺血或急性心肌损害的影响，可出现心内膜下心肌坏死的图形，为急性重症克山病心电图较突出的改变，表现为V_3、V_5、aVF或aVL导联ST段明显下降，与T波融合形成下向性单向曲线，ST_{aVR}轻度上升。常见的心律失常有右束支传导阻滞、一度房室传导阻滞、期前收缩及阵发性心动过速等。

以上改变常几项并存，经治疗可完全恢复。

（二）亚急型克山病

最常见的改变为窦性心动过速、束支传导阻滞、低电压、ST 段下降、T 波平坦，其次为 QT 间期延长及一度房室传导阻滞等。

（三）慢型克山病

以窦性心动过速、ST–T 改变及束支传导阻滞较多见，其次有低电压及左、右心室肥厚等。

（四）潜在型克山病

心电图可正常，或变化轻而少，主要有低电压、QT 间期延长、偶发性期前收缩及 ST–T 改变等。

克山病的心电图改变无特异性。克山病的诊断必须根据流行地区、季节性及农业人口发病的特点，结合临床资料方能确诊。

七、心肌损害

小儿心肌损害是儿科心血管系统疾病的常见诊断，不能明确诊断为心肌炎、心肌病的各种心肌受累，临床上统称为心肌损害。多由感染、心律失常、冠脉病变、缺氧、中毒、代谢性疾病、神经肌肉病、血液病及不明原因等引起或并发。主要表现为长叹气、气短、面色略显苍白；部分年长儿可诉胸闷、胸痛、心悸等心前区不适症状，活动后疲乏。无明显阳性体征，部分患儿有心动过速或心动过缓、期前收缩等。急性期肌酸激酶（CK）及肌酸激酶同 I 酶（CK–MB）升高对心肌损害诊断较有意义，血清肌钙蛋白常为阴性。

心电图呈非特异性改变，常见轻微 T 波改变，ST 段偏移（肢导 < 0.05 mV，胸导 < 0.1 mV），还可有 QRS 低电压，左室高电压，偶发期前收缩、一度或二度Ⅰ型房室传导阻滞、窦房传导阻滞（二度Ⅰ型）、室内传导阻滞等较轻微的心电图改变。

八、心动过速性心肌病

长期慢性心动过速可引起心脏扩大和心功能不全，表现类似扩张型心肌病。心动过速得以控制后，心脏形态与心功能可部分或完全恢复正常。这种由心动过速引起的心肌病被称为心动过速性心肌病，其最大特点是具有可逆性。

慢性持续性房性心动过速、心房扑动、心房颤动、阵发性室上性心动过速、持续性交界区心动过速、紊乱性房性心动过速、特发性室性心动过速均可引起心动过速性心肌病。患儿可有心悸、胸闷、晕厥等表现，严重者可导致心功能不全，心源性休克或死亡。部分患者亦无明显血流动力学改变。心律失常控制或终止后心功能恢复时间及程度亦不同，临床研究发现，左心室功能在心动过速终止后 1 个月有较大改善，但恢复过程较缓慢，多在 6～8 个月后达最大恢复。

九、心肌致密化不全

心肌致密化不全（noncompaction of the ventricular myocardium，NVM）是一种罕见的先天性心室肌发育不全性心肌病。本病在儿童中多见，成年人的发病率比预期的要高。主要特征为左心室和 / 或右心室腔内存在大量粗大突起的肌小梁及深陷隐窝，导致心室收缩和舒张功能不全，临床主要表现是心力衰竭、心律失常及心内膜血栓伴栓塞，无特殊治疗。NVM 可能与遗传有关。

心电图改变，常见以下几种：

（1）T 波倒置和 ST 段下移。

（2）传导阻滞：如右束支传导阻滞（偶左束支传导阻滞）和房室传导阻滞。

（3）心脏肥大：如左室肥大、右室肥大、双室肥大，电轴左偏。

（4）心律失常：室性期前收缩、阵发性室上性心动过速、房颤、窦缓等。

十、暴发性心肌炎

暴发性心肌炎（acute fulminant myocarditis，AFM）为心肌炎的危重型，临床起病急，进展快，多于发病 24～48 小时内病情急剧进展恶化，出现心源性休克、急性充血性心力衰竭、急性左心衰竭、严重心律失常、阿 – 斯综合征，病死率高。其心电图表现多样，可有以下几方面：

（1）广泛 ST–T 改变：心肌梗死样改变等。

（2）快速心律失常：期前收缩（联律、多源或 R–on–T 室性期前收缩），心动过速（室性心动过速、室上性心动过速），心室颤动。

（3）缓慢心律失常：房室传导阻滞（高度、三度）、窦性停搏、窦房传导阻滞、QRS 波低电压、病理性 Q 波、QT 延长、室内阻滞、束支阻滞等。

（路　凌）

第十三章　离子通道病心电图

心脏离子通道病是离子通道病的重要组成部分，几乎所有的心律失常都与离子通道有关。1995 年，基廷（Keating）研究组确定了长 QT 间期综合征（long QT syndrome，LQTS）与心脏离子通道基因突变有关，从此揭开了心律失常基因机制研究的新时代。2002 年 1 月，《科学》（Nature）杂志刊登了心脏离子通道病一文，系统地介绍了心脏离子通道分子缺陷在心律失常发生发展中的作用和地位，其心律失常与基因表达异常相关，其中长 QT 间期综合征、短 QT 间期综合征（shaort QT syndrome，SQIS）、布鲁加达（Brugada）综合征（BRS）、儿茶酚胺敏感性多形性室性心动过速（catecholaminergic Polymorphic ventricular tachycanlia，CPVT）等均为目前公认的离子通道病，这些疾病均发生于结构正常的心脏，且均可因恶性室性心律失常发作而导致心源性猝死（sudden cardiac death，SCD），以致心律失常性右心室心肌病（anlythmogernic right venticular cardiomyopathy，ARVC）虽然因心肌结构异常被定义为心肌病范畴，但是其离子通道的改变以及易发作恶性心律失常而导致 SCD 与离子通道病存在较多共同点。其他如孤立性房颤、遗传性心脏传导阻滞、婴儿猝死综合征亦很可能为离子通道病。本章重点介绍长 QT 间期综合征、Brugada 综合征、儿茶酚胺敏感性多形性室性心动过速等疾病及其心电图表现。

第一节　QT 间期延长综合征

QT 间期延长综合征（LQTS）是一种心电图显示 QT 间期延长的疾病，可伴恶性室性心律失常，晕厥或猝死 QT 间期延长的原因可见于电解质紊乱、心肌病变及 QT 间期延长综合征等。QT 间期延长综合征一般认为分为遗传性和获得性，目前证实至少有 12 种以上亚型，其致病基因及临床表现不尽相同。遗传性 LQTS 有两种形式：罗马诺 – 沃德（Romano–Ward）综合征（RWS）和耶尔和朗格尼尔森（Jervell and Lange Nielsen）综合征（JLNS）。已发现 8 个基因与 RWS 综合征有关，分别是 *KCNQ1*（LQT1）、*KC–NH2*（LQT2）、*SCN54*（LQT3）、*AnkyrinB*（LQT4）、*KG–NE1*（LQ75）、*KGNE2*（LQT6）、*KCNJ2*（LQT7）、*Car1.2*（LQT8）。3 个基因和 JLNS 有关，分别是 *JLN1*、*JLN2* 和 *JLN3*。临床上较为常见的为 LQT1、LQT2、LQT3。

一、病因

遗传性 QT 间期延长综合征主要见于常染色体显性或隐性遗传，亦有散发病例，可伴有感觉性神经性耳聋。获得性 QT 间期延长综合征多为药物诱发。

二、诊断

（一）症状及体征

发作期的患儿主要表现为反复的晕厥、抽搐甚至猝死。发作时的心电图主要表现为尖端扭转室性心动过速及心室颤动，可有心室停搏；平素可无任何异常，心电图表现仅为 QT 间期延长，LQTS1 及 LQTS2 多在运动、情绪激动等交感兴奋时发作，LQTS3 在睡眠中发作。继发性 QT 间期延长依据原发病的不同而出现相应症状，一般无特异体征，可有耳聋。继发性 QT 间期延长依据原发病的不同而出现相应体征。

（二）诊断标准（表 13–1）

表 13–1　LQTS 诊断标准（1993）

记分项	分值
心电图	
QTc ≥ 480 ms	3
460～470 ms	2
≥ 450 ms	1
尖端扭转室速	2
T 波交替	1
3 个导联 T 波切迹	1
心率缓慢	0.5
临床表现	
晕厥作应激状态	2
晕厥不伴应激状态	1
先天性耳聋	0.5
家族史	
家族成员有 LQTS	1
直系亲属中≤ 30 岁不明原因猝死	0.5

注：须排除对心电图改变有影响的药物和疾患。评分≤ 1 分诊断可能小，2～3 分临界，≥ 4 分可能性大；尖端扭转室速与晕厥同在算一项；家族史中两项具备记分只取一项。T 波交替指 T 波振幅，形状或极性随心率逐渐发生改变。

（三）心电图特征

LQTS 患儿共同的心电图表现均有 QT 间期延长，因 QT 间期受心率影响，故主要以 QTc ＞ 460 ms 为评价标准。有 LQTS 患儿有时心电图 QTc 在正常范围，所以需进行多次心电图检查及 24 小时动态心电图检查。不同型的 LQTS 心电图表现有一定差异，但是并不具有特异性。如 LQTS1 的 QT 延长表现为 T 波基底部增宽，T 波振幅高（图 13–1），此类晕厥多在运动应激状态下发生。LQTS2 的 QT 延长表现为 T 波振幅低且有切迹（图

13-2)，此类晕厥多由于情绪激动诱发。LQTS3 的 QT 延长表现为 ST 段拉长，易发生在安静、睡眠时，可伴有心动过缓。对于其他类型的 LQTS，暂无特异性的心电图。表型推测基因型并不能替代分子生物学的基因检测，因此对基因亚型指引治疗，仅供临床参考。

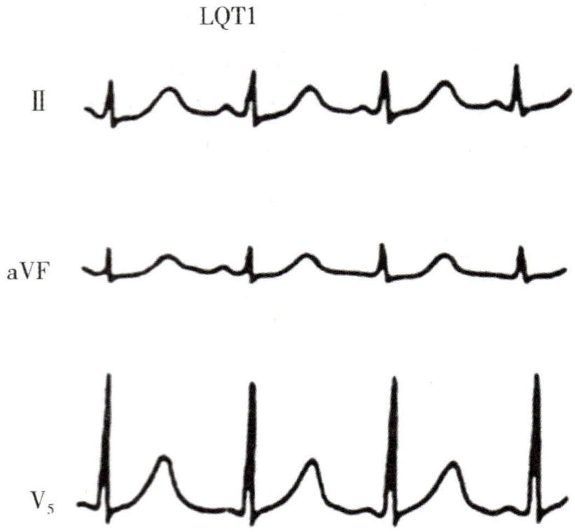

图 13-1　LQT1 典型心电图图形

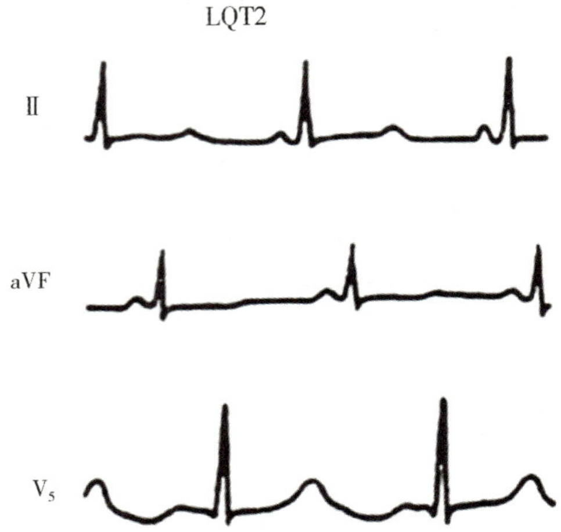

图 13-2　LQT2 典型心电图图形

（路　凌）

第二节　Brugada 综合征

Brugada 综合征是一组伴有较特异性心电图改变的心源性猝死的患者，一般不伴有器质性心脏病。

一、病因和发病机制

Brugada 综合征呈常染色体显性遗传伴不完全外显，目前证实的其发病主要与钠通道基因 *SCN5 A* 的突变有关。该基因突变可以导致心肌细胞有功能的钠通道数目降低及钠通道的生物物理特征改变。其可以降低动作电位幅度，从而使 1 相复极化开始变负及平台期消失。

二、诊断

（一）症状及体征

发作期的患儿主要表现为反复的晕厥、抽搐以及猝死，当时的心电图主要为室性快速心律失常，平素无特异表现。无特异体征。

（二）诊断标准

至少下列标准应当满足，在下列情况下考虑诊断 Brugada 综合征。

（1）超过 1 个右胸导联（V_1～V_3）的 1 型心电图，自发或药物诱发的（伴或不伴相关的心电图现象）穹隆型心电图和 / 或确凿的室颤，自发终止的多形室速。心脏性猝死的家族史（＜ 45 岁），家族成员穹隆型心电图改变，心脏电生理检查阳性。晕厥或夜间极度呼吸困难，无其他可引起心电图改变的异常。

（2）只有心电图特征改变，无临床症状，称之为特发性 Brugada 型心电图（非 Brugada 综合征），不推荐使用“无症状 Brugada 综合征”。

（3）2 型“马鞍型”。心电图药物使用使马鞍型心电图转变为穹隆型，等同于自发存在的穹隆型心电图。当有 1 个或多个临床特征存在时，药物试验后 ST 段抬高增加＞ 2 mm 可增加 Brugada 综合征的可能性。药物试验阴性（即无 ST 段改变），不考虑诊断 Brugada 综合征。

（4）3 型心电图。3 型心电图经过药物试验转变为 1 型心电图则考虑有病理意义。3 型心电图若经过药物试验变为 2 型心电图则无病理意义。缺乏心电图改变则可除外 Brugada 综合征。

（三）心电图表现

1. 普通心电图表现

Brugada 综合征心电图共同表现为在没有器质性心脏病和可以引起右胸导联的 ST 段抬高的药物或其他情况下出现去极化和复极化异常（表 13–2）。

表 13–2　典型 Brugada 综合征 V_1–V_1 导联的 ST 段异常

项目	1 型	2 型	3 型
J 波幅度	≥ 2 mm	≥ 2 mm	≥ 2 mm
T 波	负向	正向或双向	正向
ST–T 形	拱形	鞍背型	鞍背型
ST 段（终末部分）	逐渐降低	抬高≥ 1 mm	抬高＜ 1 mm

2. 药物诱发试验

一般选用Ⅰ类抗心律失常药如普罗帕酮、氟卡尼等。试验终点为阳性结果出现（如 ST 段显著抬高），或有明显的室性期前收缩，或 QRS 增宽大于 30%，或使用药物已达到目标剂量。

（路　凌）

第三节　儿茶酚胺敏感性多形性室速

儿茶酚胺敏感性多形性室速（catecholami–nergic Polymorphic ventricular tachyeardia，CPVT）是为无器质性心脏病的个体在运动或激动时发生双向性、多形性室速导致发作性晕厥及进展为心室颤动，进而导致猝死的疾病。多发生于无心脏结构异常的儿童和年轻人群，一般不伴有器质性心脏病。

一、病因和发病机制

儿茶酚胺敏感性多形性室速约 30% 呈家族性发病。目前已知的和儿茶酚胺敏感性多形性室速相关的基因为常染色体显性遗传的 RyR2（位于 1q42.12 q43）和常染色体隐性遗传的 CASQ2（位于 1p13.32 p11）。*RR2* 基因负责肌浆网内钙释放关键蛋白，该基因突变使肌浆网内的 Ca^{2+} 漏到细胞内，使细胞质内的 Ca^{2+} 浓度增加，Ca^{2+} 浓度的变化激活了细胞内外 Na^{+}–Ca^{2+} 交换。由此产生的内向电流影响了细胞膜电位的稳定性，表现为延迟后去极化和触发活动增强，进而诱发恶性室性心律失常。

二、诊断

（一）临床特点

（1）有反复发作性晕厥，甚至猝死病史。

（2）发病年龄轻。

（3）无器质性心脏病，无长 QT 综合征和 Brugada 综合征，无致心律失常性右心室心肌病，无电解质紊乱。

（4）由交感激活状态诱发，包括激动、运动或给予外源性儿茶酚胺。

（二）诊断标准

一个没有心脏结构异常的健康人经肾上腺素能刺激如运动或情绪波动引发室颤，诊断应考虑 CPVT。

（三）心电图表现

患者静息心电图的QTc正常。QRS波群正常或轻度左偏，常伴有显著的缓慢心律失常，可出现加速性房室交界区心律、交界区性逸搏和房性心动过速。在不同患者表现有所不同。在应激状态和情绪激动时，可诱发室性心律失常，呈多形性或典型的双向性，与洋地黄中毒或晚期后去极化的触发活动诱发的心律失常相似，可进一步演变为心室颤动。

（路　凌）

第四节　短 QT 间期综合征

短 QT 间期综合征（short QT syndrome，SQTs）被定义为是一种新发现的、具有遗传性的心电失调临床综合征。SQTs 是以短 QT 间期、阵发性发颤和 / 或室性心动过速及心脏性猝死为特征的离子通道病。

一、病因和发病机制

在 SQTs 患者中，基因突变导致心肌离子通道蛋白结构改变和功能异常，引起心肌复极化不同阶段电流增加，心肌细胞动作电位时程和不应期缩短，形成短 QT 间期和易损性增加。至今已发现 5 个致病基因导致 SQTs，为 *KCNH2*、*KCNQ1*、*KCNJ2*、*CarI.2*、*Carβ2 b*，分别影响 I_{Kr}、I_{Ks}、I_{K1}、I_{Ca}，I_{Ca} 电流。按照基因发现顺序先后，分别命名为 SQT7、SQ72、SQT3、SQT4 和 SQ75。

二、诊断

（一）临床特点

心悸、眩晕、晕厥的反复发作和心脏性猝死是 SQTs 患者的主要临床表现。无器质性心脏病证据。大部分患者具有明显的家族史，但也有散发病例。患者可合并心律失常，主要包括心房颤动、室性心动过速、心室颤动。

（二）诊断标准

QT 间期缩短是 SQTs 的一项主要的临床诊断指标。目前对 QT 间期缩短的下限尚无统一意见。按照 Rautaharju 等人提出健康人的 QT 间期预测公式 [QTp（ms）=656/（1+心率 7100）]，低于正常预测值的 88% 即为 QT 间期缩短；而盖特（Gaita）等人认为排除 QTc 缩短的其他临床因素后（如强心苷中毒、高钙血症、高钾血症等），只要 QTc 间期稳定≤ 300 ms，就要考虑 SQTs。

（三）心电图表现

大部分患者 QTc 间期持续≤ 300 ms，心电图胸前导联上 T 波高尖且对称，是特发性 STQs 突出的心电图表现，并排除继发性的 QT 间期缩短因素。短 QT 综合征患者的 QT 间期缩短无频率适应性，即短 QT 综合征患者在心率减慢时同样也会出现 QT 间期缩短。从目前的报告看，存在基因型和表现型的交错，即同一基因型心电图表现不同，相同的心电图表现基因型不同，故未能明确各基因型的心电图特点。

（路　凌）

第五节　致心律失常性右室心肌病

致心律失常性右室心肌病（arrhythmogenic right ventricualar cardiomyopathy，ARVC），又称为致心律失常性右室发育不良 / 心肌病（arrhythmogenic right ventricular dysplasia/ cardiomyopathy，ARVD/C），属于常染色体遗传性心肌病。病变主要累及右室心肌，表现为局部或大面积心肌细胞缺失、脂肪和纤维组织浸润，心律失常为源于右心室的频发室性期前收缩和室性心动过速。临床表现为室性心律失常、心力衰竭和心源性猝死，合并掌跖角化和羊毛状头发者称为纳克李斯（Naxos）病。

一、病因和发病机制

该病多以常染色体遗传，具体基因异常尚未完全阐明，根据染色体定位可分为 9 型：ARVC1（14 q23–q24）、ARVC2（1 q42–q43）、ARVC3（14 q12–q22）、ARVC4（2 q32）、ARVC5（3 q23）、ARVC6（10 p12–14）、ARVC7（10 q22）、ARVC8（6 p24）以及 ARVC9（12 p11）。致病基因除细胞内肌浆网钙释放通道（RYR2）基因（ARVC2）和转化生长因子基因外，其他已知致病基因编码蛋白均为组成细胞间连接桥粒蛋白复合体的关键成分，如盘状球蛋白、桥粒斑蛋白及斑菲素蛋白等，因此，目前认为 ARVC 是一种细胞连接疾病。

在心室压力负荷影响下，突变心肌细胞间失连接，缝隙连接重塑。病变进展将导致细胞分离和死亡，并出现脂肪纤维组织替代性修复。此病理学改变导致心肌细胞冲动传导障碍是心律失常发生和维持的基础。右室病变最常累及右室流出道、右室心尖部和漏斗部，组成 ARVC 的“发育不良三角区”。ARVC 所致室性心律失常多源于此部位。

二、诊断

（一）临床特点

部分患者起病隐匿，以心悸、晕厥或心搏骤停为首发症状。临床上为了认识方便，将本病分为以下几方面。

（1）早期“隐匿”期：常无症状，或有室性心律失常，但有猝死风险。

（2）显性电紊乱期：有症状的室性心律失常，影像学有时可见右心室形态和功能异常，如左束支阻滞、室性期前收缩、非持续性或持续性室性心动过速。

（3）右室衰竭期。

（4）双室衰竭期。

（二）诊断标准

1. 整体和 / 或局部运动障碍和结构改变

（1）主要条件。

①二维超声：右室局部无运动，运动障碍或室壁瘤伴有以下表现之一。

A. 右室流出道胸骨旁长轴（PLAXRVOT）≥ 32 mm（体表面积校正后 PLAX/RsA ≥ 19 mm/m^2）。

B. 右室流出道胸骨旁短轴（PSAXRVOT）≥ 36 mm（体表面积校正后 PSAX/RsA ≥ 21 mm/m^2）。

C. 面积变化分数（fractional area change，FAC）≤ 33%。

② MRI：右室局部无运动、运动障碍或右室收缩不协调，伴有以下表现之一。

A. 右室舒张末容积（RVEDV/RsA）：≥ 110 mL/m^2（男）；≥ 100 mL/m^2（女）。

B. 右室射血分数（right ventricular ejection fraction，RVEF）≤ 40%。

③右室造影：右室局部无运动、运动减低或室壁瘤。

（2）次要条件。

①二维超声：右室局部无运动或运动障碍伴有以下表现之一。

A.PLAXRVOT ≥ 29 mm 至＜ 32 mm（体表面积校正后 PLAX/RsA ≥ 16 至＜ 19 mm/m^2）。

B.PSAXRVOT ≥ 32 mm 至＜ 36 mm（体表面积校正后 PSAX/RsA ≥ 18 至＜ 21 mm/m^2）。

C. 面积变化分数＞ 33% 至≤ 40%。

② MRI：右室局部无运动、运动障碍或右室收缩不协调，伴有以下表现之一。

A. 右室舒张末容积（RVEDV/RsA）：≥ 100 mL/m^2 至＜ 110 mL/m^2（男）；≥ 90 mL/m^2 至＜ 100 mL/m^2（女）。

B. 右室射血分数（RVEF）＞ 40% 至≤ 45%。

2. 室壁组织学特征

（1）主要条件：至少一份活检标本形态学分析显示残余心肌细胞 < 60%（或估计 < 50%），伴有右室游离壁心肌组织被纤维组织取代，伴有或不伴有脂肪组织取代心肌组织。

（2）次要条件：至少一份活检标本形态学分析显示残余心肌细胞 60%～75%（或估计 50%～65%），伴有右室游离壁心肌组织被纤维组织取代，伴有或不伴有脂肪组织取代心肌组织。

3. 复极化障碍

（1）主要条件：右胸导联 T 波倒置（V_1、V_2、V_3），或 14 岁以上（不伴右束支传导阻滞、QRS ≥ 120 ms）。

（2）次要条件。

① V_1 和 V_2 导联 T 波倒置（14 岁以上，不伴右束支传导阻滞），或 V_4、V_5、V_6 导联 T 波倒置。

② V_1、V_2、V_3 和 V_4 导联 T 波倒置（14 岁以上，伴有完全性右束支传导阻滞）。

4. 去极化 / 传导异常

（1）主要条件：右胸导联（V_1～V_3）ε 波（在 QRS 综合波终末至 T 波之间诱发出低电位信号）。

（2）次要条件：标准心电图无 QRS 波群增宽，QES < 110 ms 情况下，信号平均心电图至少 1/3 参数显示出晚电位。

QRS 滤过时程≥ 114 ms。

QRS 终末时程< 40 μV（低振幅信号时程）≥ 38 ms。

终末 40 ms 平方根电压≤ 20 μV。

QRS 终末激动时间≥ 55 ms，测量 V_1 或 V_2 或 V_3 导联 QRS 最低点至 QRS 末端包括 R' 波，无完全性 RBBB。

5. 心律失常

（1）主要条件：持续性或非持续性左束支传导滞型室性心动过速，伴心电轴向上（Ⅱ、Ⅲ、aVF、QRS 负向或不确定，aVL 正向）。

（2）次要条件：持续性或非持续性右室流出道型室性心动过速，LBBB 型室性心动过速，伴心电轴向下（Ⅱ、Ⅲ、aVF、QRS 正向，aVL 负向），或心电轴不明确。Holter 显示室性期前收缩 24 小时大于 500 个。

6. 家族史

（1）主要条件。

①一级亲属中有符合专家组诊断标准的 ARVD/C 的患者。

②一级亲属中有尸检或手术病理确诊为 ARVD/C 的患者。

③经评估明确患者具有 ARVD/C 致病基因的有意义的突变。

（2）次要条件。

①一级亲属中有可疑 ARVD/C 患者但无法证实患者是否符合目前诊断标准。

②可疑 ARVD/C 引起的早年猝死家族史（< 35 岁）。

③二级亲属中有病理证实或符合目前专家组诊断标准的 ARVD/C 患者。

ARVD/C 诊断标准：具备 2 项主要条件，或 1 项主要条件加 2 项次要条件，或 4 项次要条件。

临界诊断：具备 1 项主要条件和 1 项次要条件，或 3 项不同方面的次要条件。

可疑诊断：具备 1 项主要条件或 2 项不同方面的次要条件。

（三）心电图表现

根据欧洲心脏病学会制定的 ARVC 诊断标准，其心电图异常主要包括以下内容。

（1）V_1～V_3 导联 T 波倒置。

（2）V_1～V_3 导联 QRS 时限≥ 0.11 s。

（3）出现 ε 波。

（4）出现心律失常，左束支阻滞型室性心动过速或频发室性期前收缩。

近年来，有很多研究提出了 ARVC 心电图的一些新特征，如 QRS 时限在 V_1～V_3 导联比 V_6 导联延长大于 0.025 s，QRS 时限 V_1+V_2+V_3/V_4+V_5+V_6 ＞ 1.2，以及不存在右束支阻滞情况下 V_1～V_3 导联 S 波升支宽度≥ 0.055 s 等。由于 ARVC 起病隐匿，患者早期心电图改变并不明显，故诊断需注重结合临床症状及右室结构改变的影像学证据。

（路 凌）

第十四章　电解质失衡及药物作用对心电图的影响

第一节　电解质失衡对心电图的影响

各种电解质失衡都会影响心肌的去极化、复极化及激动传导，可伴有心电图上的变化，其中以血钾、血钙的改变对心电图的影响最为明显，首先累及心肌的复极化过程为其共同特点。

一、血钾对心电图的影响

（一）高钾血症

高尖对称T波是高钾血症患者最先出现的心电图改变，两侧对称的高T波是高钾血症患者心电图上看到的第一个变化。当高钾血症变得更加严重时，心肌内冲动传导会逐渐减慢，可出现PR间期延长，P波减低或消失，最终发生心脏停搏。

心电图特点如下：

（1）T波高尖，基底部狭窄，呈高而尖的“帐篷样”，两侧对称，在Ⅱ导联、Ⅲ导联、V_2导联、V_3导联、V_4导联最明显。

（2）ST段压低。V_1导联、V_2导联可出现ST段抬高，类似Ⅰ型Brugada综合征或心肌梗死。

（3）P–R间期延长，QRS波持续时间增加。可出现各种传导紊乱，包括右束支阻滞、左束支阻滞、双束支阻滞以及高度房室传导阻滞。

（4）QRS波增宽畸形。由于严重的传导延迟，QRS波最终进一步变宽，并可能变成“正弦波”，导致心室静止，完全没有电活动，在心电图上显示为一条直线。

（5）心房静止或停搏可导致P波增宽、减低至消失。

（6）高钾血症还可引起心电轴左偏或者右偏。

需要注意的是，心电图变化的进展和严重程度与血钾浓度不一定相关。

临床意义：常见病因有代谢性酸中毒、急性大量溶血、尿毒症、急/慢性肾功能衰竭、急性肾损伤、长期保钾利尿剂的使用、大面积烧伤、糖尿病酮症酸中毒等。

（二）低钾血症

低钾血症与高钾血症类似，低钾血症的心电图变化也不一定与血钾浓度相关。血钾浓度低于正常值时，心电图出现一系列特征性改变。

（1）U波振幅增加，以心前区V_2导联至V_4导联最为明显。增大的U波往往重叠在T波顶峰之后，使T波呈双峰样。QT间期常不易测量，因U波和T波可能融合形成TU波，而这个TU波可能被误诊为长QT间期，看上去是延长的QT间期，实际上是含U波的

QU 间期。

（2）T 波平坦或双相，T 波的终末部分常因 U 波的增大而不易辨认，T 波、U 波融合呈双峰或者双相曲线；QT 间期延长时，U 波可能与 T 波融合（QT–U 波）。

（3）ST 段下移。

（4）严重低血钾时 P 波可以变得更大更宽，PR 间期延长，进而出现窦房阻滞和其他各种心律失常。

二、血钙对心电图的影响

（一）高钙血症

血钙过高在临床并不多见，心电图表现为 ST 段缩短或消失，QTc 间期相应缩短，T 波时限正常。高钙血症导致 QT 间期缩短，主要是因为心室动作电位第 2 相时间缩短和 ST 段持续时间变短。T 波近端部分，或 T 波升支的持续时间（测量从 T 波的起点至顶点）也缩短。因此，T 波初始部分有一个陡峭的上升部分。在一些患者中还发现了 PR 间期延长、QRS 波群振幅弥散性增加，V_1 导联、V_2 导联中 ST 段抬高，以及 T 波低平、倒置或双相 T 波等。

（二）低钙血症

低钙血症导致心室复极化过程延长，特别是动作电位第 2 相。QT 间期延长是由心室动作电位的第 2 相延长与 ST 段延长所致，心电图 ST 段平坦延长（并无偏移），QTc 间期亦相应延长，而此时 T 波（与复极化时间相关）保持不变。

三、血镁对心电图的影响

镁对心肌离子流有复杂的作用，其中镁对钠泵（Na^+–K^+–ATP 酶）具有非常重要的影响。在所有需要 ATP 参与的反应中，镁是必需的辅因子，对 Na^+–K^+–ATP 酶的活化至关重要。镁是一种有效的细胞外和细胞内钙通道阻滞剂。此外，细胞内镁还能深度阻断多种心脏钾通道。

（一）高镁血症

（1）血浆镁浓度高于 2 mmol/L 时，开始出现低血压、传导阻滞（窦房阻滞、房室传导阻滞、室内传导阻滞）和心动过缓。

（2）血浆镁浓度为 2.5～5.0 mmol/L 时，心电图改变包括 PR 间期延长、QRS 波时限延长和 QT 间期延长。

（3）当血浆镁浓度高于 7.5 mmol/L 时，可能发生完全性心脏传导阻滞和心搏骤停。

（二）低镁血症

镁缺乏时，Na^+–K^+–ATP 酶的功能受损。镁缺乏会引起心电图的以下改变，这些改变通常反映了心脏复极化异常。

（1）轻度镁缺乏时，常有 QRS 波增宽和 T 波高尖。

（2）镁缺乏较为严重时，可见 PR 间期延长、QRS 波进行性增宽以及 T 波低平。

（3）可频发房性和室性期前收缩，还可能发生持续性心房颤动。

（4）低镁血症会促进地高辛心脏毒性的发生。

（5）最重要的临床疾病可能是低镁血症相关室性心律失常，特别是在心肌缺血或体外循环期间。

（路　凌）

第二节　药物作用对心电图的影响

一、洋地黄制剂

洋地黄制剂包括地高辛和洋地黄毒苷，在临床上用于两种情况：收缩功能障碍导致的心力衰竭和某些室上性快速性心律失常。心电图上洋地黄的药物效应应当与洋地黄中毒相区分。

（一）洋地黄效应

洋地黄效应主要限于对心室复极化过程的影响：QTc间期缩短；在R波为主的导联ST段下垂型下移；T波高度降低，继而出现倒置，T波的前肢与下垂型下移的ST段已无明显分界而其后肢陡峭上升，到达并超过等电线，形成所谓“鱼钩样”ST–T改变和“先负后正”的双向T波。洋地黄作用的另一表现是PR间期延长，但是在小儿中很难区分轻度PR间期延长到底是洋地黄作用还是因为过量，所以临床一般当作过量看待。

洋地黄效应体现在ST段和T波的改变，可能与缺血导致的变化相似。J点偶尔降低，更常见的是ST段呈凹面向上压低。虽然这些变化在侧壁心前区导联上更明显，但也可能见于肢体导联。

（二）洋地黄中毒

除了上述PR间期延长（一度房室传导阻滞），理论上对于用洋地黄以后才出现的心律失常，都应该考虑是洋地黄中毒的表现，停药后消失则进一步证实。其中多见的是异位兴奋或（房室）传导阻滞，二者兼有则更典型。洋地黄中毒可能导致快速性心律失常和缓慢性心律失常。一般认为下述几种是比较有特征性的洋地黄中毒心律失常。

（1）室早二联律或室性心动过速。

（2）房室传导阻滞（尤其是窦性心律时的二度Ⅰ型房室传导阻滞、心房颤动时的高度房室传导阻滞）。

（3）房性心动过速伴有房室传导阻滞。

（4）非阵发性交界性心动过速伴房室脱节。

（5）双向性心动过速（指QRS主波交替向上下偏转的心动过速），儿科少见。

一度房室传导阻滞可能进展为二度Ⅰ型房室传导阻滞。相比之下，单纯地高辛中毒很少引起二度Ⅱ型房室传导阻滞。

地高辛中毒时也可能发生三度（完全性）房室传导阻滞及其他类型的房室分离。

窦性心律伴三度（完全性）房室传导阻滞，有独立的心房和心室活动，心搏速率分别为83次/分和43次/分。宽QRS波群可能提示有潜在的束支阻滞或心室起搏器的交界性逸搏心律。

二、抗心律失常药物

（一）ⅠA类抗心律失常药物

ⅠA类抗心律失常药物奎尼丁、普鲁卡因胺、双异丙吡胺等可致心电图改变。这类“膜抑制剂”引起的心电图改变是相似的，较大剂量时T波增宽，QTc间期延长，T波变低并可出现高大U波，易诱发室性心律失常，尤其是室性心动过速和心室颤动。原则上 QTc 间期延长 25% 以上时应当停药。

（1）奎尼丁：可造成各种各样潜在的心脏毒性，包括导致 QT 间期延长的致心律失常作用（可能造成多形性室性心动过速）、减慢房室结传导（可能导致心脏传导阻滞）和低血压。

（2）普鲁卡因胺：普鲁卡因胺的致心律失常作用可以发生在正常血药浓度时，引起各种各样更严重和可能致死的心脏效应，更常见于血浆中毒浓度时（普鲁卡因胺 + 主要代谢产物 N– 乙酰普鲁卡因胺的浓度高于 30 mg/L，而单纯普鲁卡因胺的治疗范围在 4～12 mg/L），包括传导延迟（PR 间期延长或 QRS 波增宽）、QT 间期延长、室性快速性心律失常。心电图改变如下：

① PR 间期进行性延长或 QRS 波增宽。

②与血浆普鲁卡因胺浓度成正比的 QT 间期延长。

③心律失常，如室性期前收缩（单纯性室早、成对室性期前收缩、二联律）和室性心动过速，常见的心律失常是尖端扭转型室性心动过速、心室颤动，房室结传导增加和左心室功能抑制。

（3）双异丙吡胺：致心律失常作用，导致 QT 间期延长，可能造成多形性室性心动过速。

（二）Ⅰ B 类抗心律失常药物

Ⅰ B 类抗心律失常药物利多卡因、美西律等可致心电图改变。

（1）静脉给药用利多卡因用于治疗室性心律失常，患者通常耐受良好。静脉给药用利多卡因的心血管系统副作用有窦性心率减慢、心搏停止、低血压和休克等。

（2）美西律：可促发室性快速性心律失常。

（三）Ⅰ C 类抗心律失常药物

Ⅰ C 类抗心律失常药物氟卡尼、普罗帕酮等可致心电图改变。

（1）氟卡尼：通常耐受良好，有致心律失常作用，可能引起致命性室性心律失常。氟卡尼用于治疗心脏结构正常患者的室上性心律失常时，并未增加死亡率。

（2）普罗帕酮：可引起心动过缓、房室传导阻滞和室性快速性心律失常和 / 或缓慢性心律失常。

（四）Ⅱ类抗心律失常药物

Ⅱ类抗心律失常药物 β 受体阻滞剂可引起低血压和心动过缓、传导阻滞。

（五）Ⅲ类抗心律失常药物

Ⅲ类抗心律失常药物胺碘酮可引起心动过缓和房室传导阻滞，其致心律失常作用非常小，可显著延长 QT 间期，但很少引起多形性室性心动过速，除非是合并有低钾血症、低镁血症，以及同时使用其他可延长 QT 间期的药物。

（六）Ⅳ类抗心律失常药物

Ⅳ类抗心律失常药物维拉帕米和地尔硫䓬可减慢窦性心率（通常在病态窦房结综合征或使用 β 受体阻滞剂时），增加房室结的不应期和经房室结的传导时间，偶尔可延长 PR 间期，并可抑制左心室的功能。

三、导致QT间期延长的药物

QT间期包括QRS波、ST段和T波，因此，QT间期主要反映心室复极化。

长QT综合征是一种心肌复极化异常，表现为心电图上QT间期延长。长QT综合征可为先天性或获得性，二者可能互相关联。获得性长QT综合征通常由药物治疗导致，但低钾血症、低镁血症和心动过缓可增加药物性长QT综合征的风险。

（一）抗心律失常药物（尤其是ⅠA类和Ⅲ类）

（1）ⅠA类：奎尼丁在心率较慢时有钾通道阻滞功能，大多数病例发生于开始用药后48小时内，相关因素包括低钾血症和过度心动过缓，治疗前注意仔细纠正低钾血症或低镁血症，如果QT间期延长则停药，可降低其发生率。双异丙吡胺和普鲁卡因胺也可导致QT间期延长，但发生率远低于奎尼丁。

（2）Ⅱ类：索他洛尔导致QT间期延长，呈剂量依赖性关系。

（3）Ⅲ类：胺碘酮可显著延长QT间期。多非利特通常在治疗最初3天内使QT间期增加幅度最大，患者必须住院接受多非利特治疗，且医院应能测定肌酐清除率、实施心电监护及心脏复苏。

（二）精神药物

如氟哌啶醇、美沙酮等。

（三）抗微生物药物

（1）抗生素类，如大环内酯类抗生素（如红霉素、阿奇霉素、克拉霉素）和氟喹诺酮类抗生素（如环丙沙星、加替沙星、左氧氟沙星等）。

（2）抗真菌类，如氟康唑、伊曲康唑、酮康唑等。

（3）抗结核类，如贝达喹啉、氯法齐明、地依麦迪等。

（4）抗疟疾类，如奎尼丁、奎宁、氯喹、氟喹啉等。

（5）抗病毒类，如沙奎那韦、依非韦伦等。

（四）胃动力药物

如西沙必利，未普遍应用。

（五）非镇静性抗组胺药物

如特非那定、阿司咪唑，目前大多数国家已不再使用。

（六）抗肿瘤药物

如三氧化二砷、伊维西尼等。

对于接受上述这些药物治疗的患者，临床医师应在基线时对患者进行心电图检查，之后定期复查心电图，同时还应进行电解质检查，并在心电图检测到QT间期延长时复查。

（路 凌）

参考文献

[1] 曹娟 . 常见疾病规范化护理 [M]. 青岛：中国海洋大学出版社，2023.

[2] 陈康寅 . 人工智能心电图 [M]. 天津：天津科技翻译出版有限公司，2023.

[3] 程海英 . 临床护理研究与实践 [M]. 长春：吉林科学技术出版社，2023.

[4] 崔连群 . 心血管病精准介入治疗 [M]. 济南：山东科学技术出版社，20

[5] 范小娇 . 实用儿科疾病与超声诊断学 [M]. 汕头：汕头大学出版社，2024.

[6] 盖壮健 . 精编儿科常见病诊疗 [M]. 上海：上海交通大学出版社，2023.

[7] 甘蕾蕾 . 临床护理基础与新技术应用 [M]. 青岛：中国海洋大学出版社，2023.

[8] 高鲁 . 临床儿科学理论与治疗实践 [M]. 上海：上海交通大学出版社，2023.

[9] 郭帅 . 心血管疾病综合治疗 [M]. 哈尔滨：黑龙江科学技术出版社，2024.

[10] 李新 . 心内科疾病诊疗与重症监护 [M]. 上海：上海交通大学出版社，2024.

[11] 刘瀚旻 . 简明小儿心电图学 [M]. 成都：四川大学出版社，2023.

[12] 刘凯 . 临床常见心电图案例分析 [M]. 兰州：甘肃科学技术出版社，2023.

[13] 牟延光 . 心脏起搏心电图学 [M]. 济南：山东科学技术出版社，2024.

[14] 史训凡 . 临床疑难罕见心电图图谱及解析 [M]. 长沙：湖南科学技术出版社，2024.

[15] 孙婷 . 现代医学影像与超声医学 [M]. 哈尔滨：黑龙江科学技术出版社，2024.

[16] 王爽 . 心内科诊疗技术与疾病救治 [M]. 北京：中国纺织出版社，2024.

[17] 王玮玮 . 心血管疾病诊疗学 [M]. 上海：上海交通大学出版社，2024.

[18] 杨海燕 . 现代心血管疾病临床诊断与治疗 [M]. 上海：上海交通大学出版社，2024.

[19] 张华丽 . 实用心血管内科疾病诊疗 [M]. 哈尔滨：黑龙江科学技术出版社，2024.